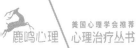

美国心理学会推荐
心理治疗丛书

叙事疗法
Narrative Therapy

【加】斯蒂芬·麦迪根 Stephen Madigan 著

刘建鸿 王锦 译
郭本禹 主编

U0190880

重庆大学出版社

译丛序言

　　毋庸置疑，进入 21 世纪后，人类迅速地置身于一个急剧变化的社会之中，那种在海德格尔眼中"诗意栖居"的生活看似已经与我们的生活渐行渐远，只剩下一个令人憧憬的朦胧魅影。因此，现代人在所谓变得史加现实的假象中丧失了对现实的把握。他们一方面追求享受，主张及时享乐，并且能精明地计算利害得失；另一方面却在真正具有意义的事情上显示出惊人的无知与冷漠。这些重要的事情包括生与死、理想与现实、幸福与疾苦、存在与价值、尊严与耻辱，等等。例如，2010 年 10 月，轰动全国的"药家鑫事件"再一次将当代社会中人类心理的冷酷与阴暗面赤裸裸地暴晒在大众的视线之中。与此同时，当今日益加快的生活节奏、沸沸扬扬的时尚热潮，不计其数的社会问题正在不断侵噬着我们的生活乐趣，扰乱着我们的生活节奏。例如，日益激烈的职业与生存竞争导致了现代社会中人际关系的淡薄与疏远，失业、职业倦怠与枯竭、人际焦虑、沟通障碍等一连串的问题催化了"人"与"办公室"的矛盾；家庭关系也因受到社会变革的冲击而蒙上了巨大的阴霾，代沟、婚变、购房压力、赡养义务、子女入学等一系列困难严重地激化了"人"与"家庭"的矛盾。诸如此类的矛盾导致（促使）人们的心灵越来越难以寻觅到一个哪怕只是稍作休憩、调适的时间与空间。这最终引发了各种层出不穷的心理问题。在这种情况下，心理咨询与治疗已然成为了公众的普遍需要之一，其意义、形式与价值也得到了社会的一致认可。例如，在2008年面对自我国唐山地震以来最为严重自然灾难之一的四川汶川大地震时，心理治疗与干预就有效地减轻了受灾群众的创伤性体验，并在灾后心理重建方面发挥了不可替代的作用。

值得欣喜的是，我国的心理治疗与咨询事业也在这种大背景下绽放出了旺盛的生命力。2002年，心理咨询师被纳入《中华人民共和国职业分类大典》，从而正式成为一门新的职业。2003年，国家开始组织心理咨询师职业资格考试。心理咨询师甚至被誉为"21世纪的金领行业"[1]。目前，我国通过心理咨询师和心理治疗师资格证书考试的人数有30万左右。据调查，截至2009年6月，在苏州持有劳动部颁发的国家二级、三级心理咨询师资格证书者已达到2 000多人[2]；截至2010年1月，在大连拥有国家心理咨询师职业资格证书者有3 000多人，这一数字意味着在当地每2 000人中即拥有一名心理咨询师[3]。但就目前而言，我国心理治疗与咨询事业还存在着诸多问题。譬如，整个心理治疗与咨询行业管理混乱，人员鱼龙混杂，专业水平参差不齐，从而成为阻碍这一行业发展的瓶颈。"造成这一现象的原因尽管很多，但最根本的原因，乃是大

————————————

［1］徐卫东.心理咨询师，21世纪的金领行业［J］.中国大学生就业，2010（10）.

［2］沈渊.苏州国家心理咨询师人数超两千［N］.姑苏晚报，2009-06-07（3）.

［3］徐晓敬.大连每2 000人即拥有一名心理咨询师［N］.辽宁日报，2010-03-24（7）.

陆心理咨询师行业未能专业化使然。"[1]因此，提高心理咨询师与治疗师的专业素养，已经成为推动这一行业健康发展亟待解决的问题。

对于普通大众而言，了解心理治疗与咨询的基本知识可以有效地预防自身的心身疾病，改善和提高生活质量；而对于心理治疗与咨询行业的从业人员而言，则更有必要夯实与拓展相关领域的专业知识。这意味着专业的心理治疗与咨询行业工作者除了掌握部分心理治疗与咨询的实践技巧与方法之外，更需要熟悉相应治疗与咨询方案的理念渊源及其核心思想。心理学家吉仁泽（G.Gigerenzer）指出："没有理论的数据就像没有爹娘的孤儿，它们的预期寿命也因此而缩短。"[2]这一论断同样适用于形容心理治疗技术与其理论之间的关系。事实上，任何一种成功的心理治疗方案都有着独特的、丰厚的思想渊源与理论积淀，而相应的技术与方法不过是这些观念的自然延伸与操作实践而已。"问渠那得清如许，为有源头活水来"，只有奠基于治疗理论之上的治疗方法，才不致沦为无源之水。

尽管心理治疗与咨询出现的历史不过百年左右，但在这之后，心理治疗理论与方法便如雨后春笋，相互较劲似的一个接一个地冒出了泥土。据统计，20世纪80年代的西方心理学有100多种心理治疗理论；到90年代这个数字就翻了一番，出现了200多种心理治疗理论；而如今心理治疗理论已接近500种。这些治疗理论或方

[1] 陈家麟，夏燕. 专业化视野内的心理咨询师培训问题研究——对中国大陆心理咨询师培训八年来现状的反思 [J]. 心理科学，2009，32（4）.
[2] G.Gigerenzer. Surrogates for theories [J]. *Theory & Psychology*，1998（8）.

法的发展顺应时代的潮流，但有些一出现便淹没在大潮中，而有些则始终走在潮流的最前沿，如精神分析学、行为主义、人本主义、认知主义、多元文化论、后现代主义等思潮。就拿精神分析学与行为主义来说，它们伴随心理学研究的深化与社会的发展而时刻出现日新月异的变化，衍生出更多的分支、派别。例如，精神分析理论在弗洛伊德之后便出现了心理分析学、个体心理学、自我心理学、客体关系学派、自体心理学、社会文化学派、关系学派、存在分析学、解释精神分析、拉康学派、后现代精神分析、神经精神分析等；又如，行为主义思潮也飞进出各式各样的浪花：系统脱敏疗法、满灌疗法、暴露疗法、厌恶疗法、代币制疗法、社会学习疗法、认知—行为疗法、生物反馈疗法等。一时间，各种心理治疗理论与方法如繁星般以"你方唱罢我登场"的方式在心理治疗与咨询的天空中竞相斗艳，让人眼花缭乱。

那么，我们应该持怎样的态度去面对如此琳琅满目的心理治疗理论与方法呢？对此，我们想以《爱丽丝漫游奇境记》中的一个故事来表明自己的立场：爱丽丝与一群小动物的身上被弄湿了，为了弄干身上的水，渡渡鸟（Dodo bird）提议进行一场比赛。他们围着一个圈跑，跑了大概半个小时停下来时，他们的身上都干了。可是，没有人注意各自跑了多远，跑了多久，身上是什么时候干的。最后，渡渡鸟说："每个人都获胜了，所有人都应该得到奖励。"心理学家罗森茨韦格（M. Rosenzweig）将之称为"渡渡鸟效应"，即心理治疗有可能是一些共同因素在发挥作用，而不是哪一种特定的技术在治愈来访者。这些共同的因素包括来访者的期望、治疗师的人格、咨访关系的亲密程度等。而且，已有实证研究证实，共同因素对治疗效果发挥的作用远远超过了技术因素。然而，尽管如此，我们认为，各种不同治疗取向的存在还是十分有必要的。对于疾病来说，可能很多"药物"（技术）都能起作用，但是对于人来说，每个人喜欢的"药"的味道却不一样。因此，每一对治疗师与来访者若能选择其喜爱的治疗方法，来共同度过一段时光，岂不美哉？！而且，事实上，经验表明，在治疗某种特定的心理疾病时，也确实存在某些方法使用起来会比另外一些方法更加有效。

因此，在这个越来越多元化发展的世界中，我们当然有理由保持各种心理疗法的存在并促进其发展。美国心理学会（APA）在这方面做了大量工作。APA对学校开设的课程、受读者欢迎的著作、广泛参与的会议进行了深入的调研，确定了当今心理治疗领域最为重要、最受欢迎、最具时代精神的24种理论取向；并且选取了相关领域的领军人物来撰写这套"心理治疗丛书"，这些领军人物不但是相关理论的主要倡导者，也是相关领域的杰出实践者。他们在每本书中对每一种心理治疗理论取向的历史作了简要回顾，对其理论进行了概括性阐述，对其治疗过程进行了翔实的展示，对其理论和疗效作出了恰当的评价，对其未来发展提出了建设性的展望。

这套丛书可谓是"麻雀虽小，五脏俱全"。整套丛书可以用五个字来概括：短、新、全、权、用。"短"是短小精悍，本套丛书每册均在200页左右，却将每种取向描述得淋漓尽致。"新"是指这套丛书的英文版均是 2009 年及其以后出版的，书中的心理治疗取向都是时下最受欢迎与公认的治疗方法。"全"是指这套丛书几乎涵盖了当今心理治疗领域所有重要的取向，这在国内目前的心理治疗丛书中是不多见的（比较罕见的）。"权"是指权威性，每一本书都由相关心理治疗领域的领军人物撰写。"用"是指实用性，丛书内容简明、操作性强、案例鲜活，具有很强的实用性。因此，这套丛书对于当今心理咨询与治疗从业者、心理学专业学生以及关注自身心理健康的一般读者来说，都是不错的专业和普及读本。

这套"丛书"共 24 本，先由安徽人民出版社购买其中 9 本书的翻译版权，现由重庆大学出版社购买了其中 14 本书的翻译版权。两社领导均对这套"丛书"给予高度重视，并提出具体的指导性意见。两个出版社的各位编辑、版贸部工作人员均付出了辛勤的劳动，各位译者均是活跃在心理学研究、教学和实践的一线工作者，具有扎实的理论功底与敏锐的专业眼光，他们的努力使得本套丛书最终能呈现在各位读者面前。我们在此一并表达诚挚而衷心的感谢！

郭本禹

2013 年 8 月 10 日

于南京郑和宝船遗址·海德卫城

丛书序言

有人可能会认为，在当代心理治疗的临床实践中，循证（evidence-based）干预以及有效的治疗结果已经掩盖了理论的重要性。也许是这样吧。但是，作为本丛书的编者，我们并不打算在这里挑起争论。我们确实了解到，心理治疗师一般都会采用这种或那种理论，并根据该理论来进行实践，这是因为他们的经验以及几十年的可靠证据表明，持有一种合理的心理治疗理论，会使治疗取得更大的成功。不过，在具体的助人过程中，理论的作用还是很难解释。下面这段关于解决问题的叙述，将有助于传达理论的重要性。

伊索讲述了一则寓言：关于太阳和风进行比赛，以确定谁最有力量。他们从天空中选中了一个在街上行走的人。风打赌说他能够脱掉那个人的外套，太阳同意了这次比赛。风呼呼地吹着，那个人紧紧地裹着他的外套。风吹得越猛烈，他就裹得越紧。太阳说该轮到他了。他将自己所有的能量照射出温暖的阳光，不一会儿，那个人就把外套脱了。

太阳与风之间比赛脱掉男子的大衣跟心理治疗理论有什么关系呢？我们认为，这个让人迷惑的简短故事强调了理论的重要性，理论作为任何有效干预的先驱——因此，也是一种良好结果的先驱。没有一种指导性的理论，我们可能只治疗症状，而没有理解个体的角色。或者，我们可能与来访者产生了强烈的冲突，而对此一点也不理解。有时，间接的帮助手段（阳光）与直接的帮助手段（风）一样有效——如果不是更有效的话。如果没有理论，我们将失去治疗聚焦的方向，而陷入比如社会准则（social correctness）中，并且不想做一些看起来过于简单的事情。

确切地说，理论是什么？《美国心理学会心理学词典》（*APA Dictionary of Psychology*）将理论界定为"一种或一系列相互关联的原理，旨在解释或预测一些相互关联的现象"。在心理治疗中，理论是一系列的原理，应用于解释人类的思想或行为，包括解释是什么导致了人们的改变。在实践中，理论创设了治疗的目标，并详细说明了如何去实现这些目标。哈利（Haley，1997）指出，一种心理治疗理论应该足够简单，以让一般的心理治疗师能够明白，但是也要足够综合，以解释诸多可能发生的事件。而且，理论在激发治疗师与来访者的希望，认为治愈是可能的同时，还引导着行动朝着成功的结果发展。

理论是指南针，指导心理治疗师在临床实践的辽阔领域中航行。航行的工具需要经过调整，以适应思维的发展和探索领域的拓展，心理治疗理论也是一样，需要与时俱进。不同的理论流通常会被称作"思潮",第一思潮便是心理动力理论(比如,阿德勒的理论、精神分析),第二思潮是学习理论(比如,行为主义、认知—行为学派),第三思潮是人本主义理论(以人为中心理论、格式塔、存在主义),第四思潮是女性主义和多元文化理论,第五思潮是后现代和建构主义理论。在许多方面,这些思潮代表了心理治疗如何适应心理学、社会和认识论以及心理治疗自身性质的变化,并对这些变化作出了回应。心理治疗和指导它的理论都是动态的、回应性的。理论的多样性也证明了相同的人类行为能够以不同的方式概念化(Frew & Spiegler,2008)。

我们创作这套美国心理学会《心理治疗丛书》时,有两个概念一直谨记于心——理论的中心重要性和理论思维的自然演化。我们都彻底地为理论以及驱动每一个模型的复杂思想范畴所着迷。作为教授心理治疗课程的大学教师,我们想要创造出学习材料,不仅要对专业人士以及正在接受培训的专业人员强调主流理论的重要性,还要向读者们展示这些模型的当前形态。通常在关于理论的著作中,对原创理论家的介绍会盖过对模型进展情况的叙述。与此相反,我们的意图是要强调理论的当前应用情况,当然也会提及它们的历史和背景。

这个项目一开始,我们就面临着两个紧迫的决定:选取哪些理论流派,选择谁来撰写?我们查看了研究生阶段的心理治疗理论课程,看看他们所教授的是哪些理论;我们也查阅了受欢迎的学术著作、文章和会议情况,以确定最能引起人们兴趣的是哪些理论。然后，我们从当代理论实践的最优秀人选中，列出了一个理想的作者名单。每一位作者都是他所代表取向的主要倡导者之一，同时他们也都是博学的实践者。我们要求每一位作者回顾该理论的核心架构，然后通过循证实践的背景查看该理论，从而将它带进临床实践的现代范畴，并清晰地说明该理论在实际运用中情况如何。

这一丛书我们计划有 24 本。每一本书既可以单独使用，也可以与其他几本书一起，作为心理治疗理论课程的资料。这一选择使得教师们可以创设出一门课程，讲授他们认为当今最显著的治疗方法。为了支持这一目标，美国心理学会出版社（APA Books）还为每一取向制作了一套 DVD，以真实的来访者在实践中演示该理论。许多 DVD 都展示了超过六次的面谈。有兴趣者可以联系美国心理学会出版社，以获得一份完整的 DVD 项目的清单（http://www.apa.org/videos）。

叙事治疗（Narrative therapy）是真正以合作的方式，由治疗师和来访者共同重写来访者的问题故事。叙事治疗取向从女性主义、人类学和多元文化理论汲取营养，反对心理学历史上用心理健康占据主导地位的观念对来访者的经验进行自上而下的解读。随着社会公正和社会变革日渐成为主流心理学实践的一部分，叙事疗法提供了一个创新性和包容性的模型，充分尊重来访者的生活经验。斯蒂芬·麦迪根博士用让人难忘的个人风格和叙事特色，将这个后现代取向的疗法清晰地展现出来，他起先曾为本书取名

《被讲述的故事，谁拥有讲故事的权利？》——准确地揭示了这一重要治疗取向中治疗师的立场。叙事治疗师相信不存在一个客观真相，更确切地说存在着多个"真相"，它们为来访者的问题（和解决）提供了其他可能的解读。叙事治疗师也清醒地看到来访者的问题是在社会、文化和政治情境中被制造出来（也包括心理治疗的具体实践），情境常常阻碍和忽视了治疗师打算治疗的那些生命。这本叙事治疗的书对本系列丛书是一个重要补充。

——乔恩·卡尔森和马特·恩格拉-卡尔森

（Jon Carlson，Matt Englar-Carlson）

参考文献

Frew, J. & Spiegler, M. 2008. *Contemporary psychotherapies for a diverse world* [M].Boston, MA: Lahaska Press.

Haley, J. 1997. *Leaving home: The therapy of disturbed young people* [M]. New York, NY: Routledge.

作者序

在 20 世纪 80 年代初（当时我不过二十出头），我发现自己对各种疗法的观念尤其感兴趣，可以用如饥似渴来形容，特别是家庭治疗中的一些观念[1]。我总觉得对此学得还不够深入，叙事疗法对困难境遇中的故事脉络以及人际关系的研究深深吸引了我。其实在当时，我对叙事疗法的兴趣还和我的另外一项兴趣爱好相冲突，即参加加拿大青年全明星曲棍球比赛，后者充满了男性荷尔蒙、伤痛和骨折[2]。幸运的是，我在这两个爱好之间找到了平衡。

---

[1] 当时我遍览了以下作者或机构发表的作品，包括心智研究机构（Jay Haley, Paul Watzlawick, John Weakland,etc.），以及米尔顿·艾瑞克森（Milton Erickson）、R.D. 莱恩（R.D.Laing）、尔文·戈夫曼（Irving Goffman）和意大利米兰家庭研究所（Luigi Boscolo, Guiliana Prata, Gianfranco Cecchin, Palazoli）。我也涉猎了其他感兴趣的文章和书籍，比如，纽约市阿克曼家庭治疗所的女性研究者（Virginia Goldner, Olga Silverstein, Peggy Papp, Peggy Penn）的作品，另外还有其他一些作者（Sal Minuchin, Lynn Hoffman, Monica McGoldrick, Murray Bowen, Harry Goolishian, Carl Whitaker, Virginia Satir）的作品。于是，我又越过一个门槛，迈向第二级的、有关控制论学者（Paul Dell, Heinz Von Forester, Bradford Keeney）的作品，正是因为莱福德·齐尼的《变的美学》一书（Bradford Keeney, 1983）让我开始喜欢上格雷戈里·贝特森（Gregory Bateson）关于关系的观点。我还阅读了支持"爱尔兰第五省"观点的伊梅尔达·麦卡（Imelda McCarthy）和诺拉格·伯恩（Nollaig Byrne）关于治疗的、女权主义 / 社会正义的著作，还读了女权主义者瑞切尔·希尔·马斯汀（Rachel Hare-Mustin）的作品，她是第一个在家庭治疗领域写作有关女权主义文章的人，我与她亦师亦友。我也完整阅读了心理分析学家弗朗茨·法农（Frantz Fanon）在法国和阿尔及利亚两地完成的著作，以及社会建构阵营诸多学者（Ken, Mary Gergen, Rom Hare, Michael Billig, John Shotter, Erica Berman, Ian Parker）的作品。

[2] 回首往事，我觉得自己的父母（Frank and Theresa Madigan）就是一个很好的例子，他们从爱尔兰移民到加拿大的多伦多，一辈子穷困潦倒。但是在成长经历中，我一直目睹他们每个周一的晚上都去拜访同一家敬老院，他们这么坚持了 35 年，他们还组织家庭条件不好的年轻人在暑假开展露营活动，在食物救济站辛勤劳动，定期拜访贫穷的邻里，提供许多帮助。

　　大概是 1984 年，我很幸运地遇到了加拿大著名心理治疗师卡尔·汤姆博士（Karl Tomm，1984a，1984b，1986，1987a，1987b，1988），他当时在加拿大亚伯达省的卡尔加里市，正在负责卡尔加里大学（这所学校也蜚声国际）的家庭治疗项目。在当时（以及此后的数十年里），卡尔的研究让我看到治疗师该如何在心理治疗领域，去解决那些困难的治疗问题和政治性问题。他有关介入型咨询的三篇文章，开启了我对治疗性问题（therapeutic questions）[1][2] 的兴趣。

　　当我最初开始叙事疗法的工作时，我读了所有我能收集到的关于叙事疗法的资料。对于这些叙事疗法领域的著述，有些我还一知半解，但直觉告诉我，这是一个很酷的领域，更重要的是，这些资料中的观点具有极大的前瞻性，比我在本科阶段修习过的任何心理学和社会学的课程都要深刻。在 20 世纪 80 年代中期和 90 年代初，我把自己的大部分时间都用在阅读和学习叙事疗法上，现在回想一下，当时一边读一边总是又激动又困惑不解。在我遇到叙事疗法的两位先驱人物大卫·艾普斯顿（David Epston）和迈克尔·怀特（Michael White）之后，我的世界发生了更大的变化。

---

[1] 卡尔·汤姆有关介入型咨询的三篇文章是：《第 1 部分：策略作为治疗的第四条指导路线》（*Part Ⅰ：Srategizing as a Fourth Guideline for the Therapist*）；《第 2 部分：反思提问作为自我治愈的方法》（*Part Ⅱ：Reflexive Questioning as a Means to Enable Self Healing*）；《第 3 部分：询问线性、循环性、反思或策略性的问题》（*Part Ⅲ：Intending to Ask Lineal, Circula, Reflexive or Strategic Questions*）。

[2] 智利生物学家洪贝尔托·梅图拉纳和弗朗西斯科·瓦雷拉（Francisco Varela）有关复杂关系论的理论，是卡尔·汤姆将此介绍给我（及其他北美学者）的。为了理解这两位生物学家的理论，我把他们的文章读了 8 ~ 12 遍，边读边记笔记。因此，现在，我也经常组织读书小组，帮助彼此理解新的治疗理论和实践方法。在卡尔·汤姆的帮助下，我对咨询产生了极大的兴趣。

在 1986 年的秋季，我参加了迈克尔·怀特在卡尔加里所做的有关家庭治疗的讲座（这是怀特在北美地区首次"正式"的工作坊[1]），这次会议正式开启了我的叙事疗法职业生涯。在会议上，怀特谈到人类学家格雷戈里·贝特森（Gregory Bateson）关于关系的观点，并在此基础上提出了叙事疗法的思路。会议上，卡尔·汤姆介绍了智利生物学家洪贝尔托·梅图拉纳（Humberto Maturana）的观点，然后阐述了自己的叙事疗法观点。

工作坊的最后一天，怀特走过拥挤的接待室来到我面前，我们闲谈了一会儿，我开玩笑说："为了能从温哥华到卡尔加里来参加这次工作坊，我还四处筹借了些路费，目前路费还有所结余，因此自己正想着如何把剩下的钱花掉。"我们谈得很愉快。

怀特后来问我，是否有兴趣到楼上的治疗室，观摩他的一场咨询，当事人是一个 10 岁的男孩，他总有大便失禁的困扰[2]。我知道自己是工作坊里最年轻的与会者，而且自己还穿着破破的牛仔裤和印着摇滚歌手尼尔·杨（Neil Young）头像的 T 恤，如此这般打扮，还能接到怀特的邀请，这让我欣喜若狂，当然是欣然前往。

面谈的时间是当天晚上，我坐在咨询室的单向镜后面，这是我

---

[1] 在 1986 年的工作坊里，迈克尔·怀特和大卫·艾普斯顿（他们是叙事治疗的创始人）当时并没有把这种新的治疗方法命名为"叙事疗法"。这一名称出现在 1990 年，即他们一起完成了叙事治疗的开山之作《故事、知识、权力——叙事治疗的力量》（*Narrative Means to Therapeutic Ends*）。

[2] 在治疗性概念范围的另一端，DSM-IV 识别两种亚型：便秘及溢流性失禁和无便秘及溢流性失禁。在便秘亚型，粪便通常是形成不良，泄漏是连续的，无论发生在睡眠时还是清醒时。在没有便秘的类型，粪便通常是良好的，污染是间歇性的，通常在显眼的位置遗粪。这种类型可能与对立违抗性障碍或行为障碍有关。

第一次看到咨询中的怀特。我和工作坊的东道主卡尔·汤姆等五名治疗师坐在一起，怀特的咨询让我茅塞顿开，我们六个人安静地观看着这一非同寻常的咨询过程，被治疗中的对话方式所吸引。

尽管我之前也读过叙事疗法的介绍，也有些初步的实践，但这些与亲身观摩怀特的咨询都没法比。比如，在咨询开始的几分钟内，怀特和来访的孩子就一起给大便失禁问题重新命名（外化[1]），称其为"狡猾的便便"。怀特（和他的同事大卫·艾普斯顿）发现，如果治疗师和当事人能够在一个关系的、情境的情况下来讨论问题，咨询的进展就能得到提升。没有把大便失禁的问题单单归因于男孩身上，怀特提供了一个治疗的空间，"用语言"来表达问题，并使得问题和孩子分离，保持一个相对的距离（因此，孩子的身份认同就不再是有问题的）。艾普斯顿和怀特把问题进行关系的重新定位，并称之为问题的外化。

为了将问题外化，治疗师采纳了后结构主义关于自我形成的建构观点。用相关性的话语语境来看待问题和人之间的相对关系，通过这种方式，在治疗中把内化问题的话语转变成外化问题的话语（Madigan，1996）[2]。比如，使用外化的语言，怀特和男孩子一起，重新建构了一个标签"狡猾的便便"（来指代大便失禁），并用拟人化的方式把它比作一个在男孩之外的、相对的主体。

---

[1] 外化的概念，最早是在 20 世纪 80 年代由大卫·艾普斯顿和迈克尔·怀特引入家庭治疗的领域。这一概念最早源于他们所做的儿童治疗工作，关系的外化，还伴随着幽默感以及游戏性（当然也是有着深思熟虑的思考）。对于外化，有很多种理解，但对此最好的概括就是："人不是问题，问题是问题。"通过将人与问题进行关系的外化，当事人可以重新描述和重新定位自己和问题的关系。外化并不是叙事治疗的"必要条件"，它只是叙事治疗众多方法中的一个。

[2] 对于自我建构理论的学者而言，规范、利益甚至是性别身份认同都是不稳定的建构，受到各种因素的操控，极易变化。正如福柯（1980）所说，建构的自我既是被决定的也是去中心化的。

　　怀特在咨询中还引入了很多外化的问题（Epston，1988；Tomm，1989；White，1986），包括："让你陷入麻烦的脏东西，你叫它什么？便便？""你是不是觉得，狡猾的便便有时会趁你不注意的时候溜出来，比如在你忙着玩耍的时候跑到你的裤子里来？"当孩子对这样的问题回答是的时候，怀特会继续问狡猾的便便还带来哪些不好的影响，比如，不舒服、郁闷、沮丧、家庭问题，等等（White，1986）。

　　怀特还会问在场的家庭成员，狡猾的便便给他们自己的生活带来哪些相应的影响。这些问题包括："当你儿子被狡猾的便便弄得一团糟，你会怎么样？""当便便搅起了厌恶与沮丧的情绪，你会怎么样？"渐渐地（使用幽默和温和的方式），问题对于整个家庭的影响渐渐透明化，大家也意识到需要共同努力来解决问题。叙事疗法用这种关系性的询问，能给当事人一家带来希望和改变的能力。

　　在这次观摩怀特咨询时，我并没有完全参悟叙事疗法理论的复杂性，也没能完全意识到在使用关系的方式来外化问题时，其中所涉及的治疗的严谨性。我想，当时其他几位和我一起坐在单向镜后面的治疗师大概也和我一样，毕竟那是1986年！但是，尽管没有完全理解我所看到的一切，我仍然觉得怀特在咨询中所应用的治疗风格和外化问题的做法极具吸引力。我希望学到更多。

　　学习叙事疗法的咨询技术，有时候令人感到烦躁，因为叙事疗法语言背后的理论及架构，与我们以往在正统心理学、社会学和精神治疗领域所学到的知识并不一样。叙事疗法既不是本质主义、结构主义、心理动力理论、系统论的，也不是建立在自我的个人主义原则之上。叙事疗法不适用发展性的模型，也不采纳自我的个人主义理论，不使用心理测评和《精神疾病诊断与统计手册》（在叙事疗法中，我们不以此手册作为信息和解释的基础）。治疗的实践也不轻易使用药物[1]。

　　作为一名年轻的叙事治疗师和学生，我开始学习基本的后结构主义的观点，叙事疗法以此为基础，并开始从叙事疗法的角度批判性地看待心理学和精神病学。大部分时间，我都是自学（研读大卫和迈克尔的作品，以及其他后现代主义者的论著，从中获得指导和帮助）。

　　叙事疗法彻底改变了我关于治疗文化的观点，并让我成为一名反个人主义的治疗师。我在佛罗里达取得了博士学位，毕业论文就是有关叙事疗法和后结构主义（同时还参与了加拿大国家超级飞盘队的培训和巡回比赛），后来我决定将自己的事业完全定位于叙事疗法的学习与实践。我离开加拿大队后专心写作毕业论文［促成此决定的其他原因还包括我自己的膝盖韧带拉伤，以及系主任荣·成奈尔（Ron Chenail）博士的影响，他也是亲叙事的、后结构主义的学者］。

　　最初，我立志读完大卫和怀特读过的所有书籍，但事实证明不太可能，因为他们二者涉猎太多社会科学学科，而且他们又是

---

［1］叙事治疗认为，在特定情况下，当事人有必要使用药物，但并不赞成大范围、过度依赖药物作为治疗的基本模式。

效率太高的读书者[1]。但是我仍然坚持阅读了很多新理念学者的作品——他们的思想不同于精神病学、心理学、社会学领域主流学术期刊登载的内容[2]。

我学习的转折点是（1991年有几个月，以及1992年）我被邀请前往南澳大利亚的阿德莱德市，有机会与迈克尔·怀特和雪莉·怀特（Cheryl White）生活工作一段时间（开启了真正的、治疗的学徒式的实习阶段）。正是在这段"住家式"的工作访问期间，我有充分的特权来接触迈克尔·怀特的叙事疗法实践以及雪莉的女性主义观点。

在此期间，我认识了艾伦·詹金斯（Alan Jenkins，在阿德莱德市），并了解他如何把叙事疗法应用于解决暴力、虐待和创伤的问题（Jenkins，1990，2009）。另外，我还因此结识了瓦内萨·斯旺（Vanessa Swan）和伊安·劳（Ian Law），他们二位也生活在阿德莱德市，并且是迈克尔最早的教学助理[3]。

在那几年，我还有幸与以下人士和团队一起生活工作：泰美

[1] 在叙事治疗界，大家经常说大卫读了一千份文章而怀特把一篇文章读了一千遍。正是这两种风格让二者在严谨性与想象力之间寻找到了一种平衡。

[2] 这些作者包括文化人类学领域的芭芭拉·梅尔霍夫（Barbara Myerhoff）、维克多·特纳（Victor Turner）和克利福德·格尔茨（Clifford Geertz）；关于后结构主义理论，我阅读如下学者的作品，他们是罗兰·巴特（Roland Barthes）、皮耶·布迪厄（Pierre Bourdieu）、吉尔·德勒兹（Gilles Deleuze）、雅克·德里达（Jacque Derrida）、米歇尔·福柯（Michel Foucault）和茱莉亚·克里斯蒂娃（Julia Kristeva）。最早接触的关于后殖民主义思潮作品的作者是斯皮瓦克（Gayatri Spivak）、贝尔·胡克斯（Bell Hooks）和爱德华·萨义德（Edward Said），继而阅读了巴赫金（Bahtin）、布鲁纳（Bruner）、格根（Gergen）、辛普森（Smpson）和肖特（Shotter）的作品。后来又读了朱迪斯·巴特勒（Judith Butler）的酷儿理论，以及她对身份认同的观点等。我认为，如果治疗师不去阅读这些学者的作品，不理解他们在其领域所作出的思辨，叙事治疗的实践就会有局限。

[3] 在1996年，伊安与瓦内萨搬到温哥华，加入温哥华叙事治疗学校以及耶鲁镇家庭治疗工作室，与我们一起工作和教学。我们的书籍，《实践：叙事治疗中的情境化的话语、女性主义和政治》（*Praxis: Situating Discourse, Feminism and Politics in Narrative Therapies*）正是出自这段共同工作的经历。

来·几维·塔马塞塞（Taimalie Kiwi Tamasese）、查尔斯·沃尔格雷夫（Charles Waldegrave）以及新西兰惠灵顿市的公正治疗团队（Just Therapy Team）（Waldegrave，1990）。为了顺利完成实习，在 1991 年，我还有幸前往新西兰奥克兰市，跟随极具开创性的前辈大卫·艾普斯顿生活工作过[1]。这些经历都令我感到无比兴奋。

　　当时的我非常珍惜自己的实习机会。在观摩怀特和艾普斯顿的咨询疗程时（每天我可以选择观摩 6 ~ 7 个咨询），我会在笔记本上记下每一个咨询中提出的问题。到了晚上，我会就这些问题进一步询问迈克尔·怀特和大卫·艾普斯顿（以及其他人），来了解每个问题的谱系（genealogy）[2]。我会询问，这些问题从何而来；他们对时间（过去、现在、将来）的毁坏和混搭，其背后的目的是什么；某个表达为什么会使用特定的语法；某个问题的理论来源和作者是谁；哪些问题应该被询问，但是没有被提出来，等等。

　　和所有伟大的导师一样，对我无休止的问题和想要学习的热情，怀特和大卫保持了极大的容忍。最后，我开始能够比较轻松地辨识出咨询面谈中的特定结构，定位出经验和问题的时间维度[3]，我开始从理论的层面理解和表达出用语、观念和问题之间的特定的设置。

　　每天都有人被各种各样的问题所困扰，包括厌食症、夜晚恐

---

[1] 这么多年来——时至今日，我仍然坚持与大卫进行每周一次的电邮往来，互通一些文章，讨论新的观念以及叙事治疗的实践。多么难得的享受啊！

[2] 米歇尔·福柯的谱系概念，是关于主体地位的历史，探寻人与社会（这里指叙事疗法问题）在历史进程中的发展。

[3] 对于在叙事治疗提问中如何使用时间维度的详细描述，详见我对迈克尔·怀特与大卫·艾普斯顿的访谈，这段访谈在网站 http://www.therapeutic conversations.com 的 narrative-therapy.tv 栏目中。

惧、暴力、创伤、偷窃、对声音敏感、尿床和虐待。每个咨询的疗程中都会有新的一组问题，而我对这些问题又有自己的疑问。这里就像一个民族志学的叙事疗法学习实验室，没有问题得不到回答，也没有问题能逃过反思的审查。这是一项复杂的工作，但我慢慢找到了窍门。可每次当我觉得自己已经掌握了叙事疗法面谈技巧的时候，迈克尔·怀特或者大卫·艾普斯顿又开始引入新的概念和/或者新的思想者，我不得不重新开始学习（直到今天，我仍然在大卫的引领下学习）。

我在澳大利亚和新西兰接受叙事疗法实习训练的那段日子，每个夜晚，当其他人都下班回家后，我开始把之前讨论过的叙事疗法的问题进行分类，类别包括：相对影响的问题、未来可能性的问题、对体验之体验的问题，等等。叙事疗法吸引我的地方还有：其独特的语法，治疗师的去中心化，叙事疗法对社会公正的关注，以及叙事疗法如何在赞赏、尊重和惊奇的基础上进行组织。我当时把每个问题都进行录音，然后再给每个问题标注好注解的参考书目（虽然这样确实有些书呆子气）。

在此后的 20 年或者更多的时间里，怀特和大卫仍然不断发展着叙事疗法，并在学术上慷慨地引领着后辈[1]。他们给我寄了各种各样完整的咨询记录（还包括额外的分析和注解），大量的新文章，对于治疗中的"新发现"的记录，有趣的案例和治疗中的

---

[1]2010 年 5 月，雪莉·怀特来到加拿大温哥华，在治疗对话第 9 次会议上发言。在离开前一晚，她说，最近发现了迈克尔·怀特 500 小时的咨询录音（从 1982—2008 年），她提议我和艾普斯顿去澳大利亚的阿德莱德市一趟，一起对此进行回顾。能够再次受邀如此近距离地研究迈克尔及其作品，我们感到很兴奋。

提问（对，他们总是给我寄来大量的、新的、在治疗中提出的问题）。

当我回到温哥华（在美国获得了博士学位之后），我采纳了大卫·艾普斯顿、雪莉·怀特和迈克尔·怀特的建议，在一开始的5年里拒绝了各类机构或者大学的入职邀请。1992年3月，我开办了叙事疗法温哥华学校（前身是耶鲁镇的家庭治疗工作室）。回首这段经历，这是一个充满风险且前途渺茫的乐观决定。[1]

正如叙事疗法的发展史所表明的，我个人认为，大卫·艾普斯顿是叙事疗法创造性的指导者；迈克尔·怀特发展了叙事疗法，是叙事疗法领域的大师级人物（他自己最不想要这样的名头）。雪莉·怀特与德威中心期刊（Dulwich Centre Publications）创立了叙事疗法的出版刊物，是叙事疗法界非正式的CEO（让我们大家的思想保持一致）；而公正治疗团队（Warihi Campbell，Taimalie Kiwi Tamasese，Flora Tuhaka & Charles Waldegrave）是叙事疗法伦理学顾问，在我们遇到包括内化的种族主义、阶层、性别、白人特权等问题时，给予我们支持。

上面提到的叙事疗法非正式的"董事会"成员，引领着叙事疗法在全世界范围内获得长足发展。他们也成为了我的家人。

---

[1] 举个例子，在我刚刚搬进当时租的空空如也的办公室后的第10天，我接到了当地一家叫作"北好莱坞"的电影公司的电话，他们想来我的工作室看看，并讨论一下员工咨询的合约（约了会面的时间是在两天后）。如果合同签约，我将为他们工会组织中的1 500名员工提供咨询服务。虽然可能性不高（第一份合约），可当我环顾四周，我意识到自己除了电话和睡觉用的沙发床之外，仅有的就是刚刚塑封的博士学位证书而已，而自己银行账户里面还有不足1 000元。我不得不给几个朋友打电话，租了搬运卡车，向他们借来了桌椅、艺术品、地毯等，好让我的耶鲁家庭治疗工作室看着像模像样一些。幸运的是，和客户的会面很顺利，我拿到了合约，一小时后，我又租了搬运卡车把那些借来的东西赶紧物归原主。

悼念

2008 年 9 月 15 日，公正治疗团队的成员弗洛拉（Flora）遗憾去世。她在新西兰的威灵顿家庭治疗中心工作了 20 年，是一名家庭治疗师和社区发展工作者。大部分时间，她都开展当地毛利人的工作。在温哥华的治疗会议中，她开展了很多次启人深思的工作坊。她是出色的教师、歌唱者，在纷争中发出平和声音的人。

这本书中所提及的很多非传统的、极具创造性的观点，都来自我的好友及恩师怀特。不幸的是，2008 年 4 月 4 号，迈克尔·怀特在加利福尼亚州的圣迭戈开展叙事疗法工作坊时突发心脏病，去世时年仅 59 岁。怀特的智慧对我的日常治疗工作影响深远，他也极大地影响了世界各地的许多叙事疗法的实践者。

我永远怀念他。

致　谢

无数当事人的生命故事塑造了本书，对此，我充满了尊敬和感激。感谢局内人所坦露的内心对话，这里面包含了对我的信任，也让我更加明晓和洞彻：

泰美米·几维·塔马塞塞和查尔斯·沃尔格雷夫，感谢他们诚挚的友谊和激进的思想；

雪莉·怀特，感谢她对我的影响，远远超出她自己的预想；

卡尔·汤姆，我尊重他的正直与坚毅；

希瑟·埃利奥特（Heather Elliot）和珂林·桑德斯（Colin Sanders），你们极具行动力，为温哥华叙事疗法学校的运营付出甚多；

维姬·迪克森（Vicki Dickerson），比尔·拉克（Bill Lax）和杰夫·齐默尔曼（Jeff Zimmerman），谢谢你们为学习叙事疗法的早年岁月带来了很多快乐；

感谢分布在世界各地的叙事疗法团队，感谢你们多年来的努力、新的思想和对这一事业的希望。

CONTENTS
目　录

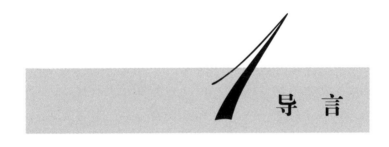

导言

CHAPTER ONE

不管我们如何通过各种方式来认识别人的内在生活，我们总是从他们的表达中获得这些理解，而不是用某种神秘的直觉直达他们的意识世界。所有的理解都来源于那些呈现在表面的事实。

——格尔茨（Geertz，1988，第 373 页）

这本书旨在解密有关叙事疗法的理论和实践方法，作者希望用一种轻松的方式来引导读者逐步地领略叙事疗法的历史，其中涉及一些个人的历史，理论的发展脉络以及实践方式的变迁。澳大利亚籍的治疗大师怀特和出生于加拿大后移民新西兰的大卫·艾普斯顿最早在 20 世纪 80 年代就开始了这一新式的治疗工作，但是他们直到 1989 年才创造出叙事疗法（narrative therapy）这一术语。到了 20 世纪 90 年代初期，他们的观念开始在北美和欧洲有了一些规模相对较小却十分热忱的拥趸。在 2010—2011 年，叙事疗法发展成为主流的理论，在全世界范围内被成千上万的治疗师所采纳。

美国著名的文化人类学家克利福德·格尔茨（Clifford Geertz，1976）曾写道，

在西方文化中，所谓人类个体的概念是有界限的，是独一无二的，是将动机与认知或多或少整合为一的小宇宙，是能将自身所具备的意识、情感、判断和行动加以统一的动态中心，是与外界的社会、自然世界形成对比的。无论这一人类个体的概念对于我们而言是多么根深蒂固，但是在全球文化的背景下，它就显得尤为特别了。（第 229 页）

格尔茨（Geertz，1973，1976，1983）认为个体的概念是相对的，是受情境或所处社会团体影响的，是散乱的，是反个体主义的。而叙事疗法对于个体的概念正与之相同。在迈克尔·怀特和大卫·艾普斯顿的治疗实践中，他们始终坚持以关系的／情境的／反个体主义的[1]观点来看待当事人以及他们的社会关系，这是治疗的核心。这一关系的／情境的／反个体主义的方式所依据的治疗理论，本身就反对心理学中僵化的个体自我概念。

与之相反，艾普斯顿和怀特的叙事疗法开始对"自我"进行更为正确的研究，读者必须先对自我的概念有个理解（Madigan，2004，2007）[2][3]。叙事疗法带来了多层次的、包含多种故事的主体概念[4]。叙事疗法的对于自我的研究远远超越了已有的做法，不再用流行的或者概述性的方式来解释个体，也不是拥有所谓心理知识的专家对个体所进行的陈述或归类（Madigan，1997）。

本地一家精神病医院的医生曾经电话联系我，问我是否愿意

---

[1] 2009 年 10 月，在加拿大温哥华的一次对话中，艾普斯顿表明他和怀特的治疗工作正是在反个体主义的、关系优先的理论，并且是在实践的基础上开展起来的。

[2] 对于解读意义而言，话语的自我认知起着至关重要的作用。不管后结构主义学者如何看待自我的概念，他们所研究的自我都是由话语所建构的（Foucault，1979）。

[3] 比如，后结构主义中对于文本的分析，文本的读者取代作者成为提问的主体，这一取代被称为作者的去稳定化或者去中心化（在心理咨询中，是治疗师），尽管作者对文本有着最大的贡献。

[4] 在一个未公开的访谈中，迈克尔·怀特在被问及系统思维的局限时，他如此回应说，谈及系统思维的问题，人们应该仔细阅读一下现代主义思想对于自我的影响；结构主义；科学；个体问题；种族中心主义／欧洲中心主义的白人信念；主流的种族、性别和性的喜好；家庭价值观；帕森斯社会理论等。他还认为，这种思考方式的问题是，许多出于好意的治疗正是克隆以上这些观念，尽管有从一阶系统向二阶系统的转变，但两者在意图和实践方面都是结构性的；而且绝大部分治疗实践仍是第一阶的（尽管贝特森理论给学术界带来极大的兴奋）。我们不要忘了，系统思维存在于鲍文的原生家庭理论（Bowenian Family-of-origin），也存在于萨尔瓦多·米纽庆（Salvador Minuchin）的结构家庭治疗和医学研究机构的策略性思维、米兰家庭治疗中的循环技术与假设中（这些治疗经常被混合在一起，代表了流行的治疗方式，尽管这些传统也被人们从各个方面加以解构，但是实践方法却没有改变。问题是，为什么？）几十年来，许多治疗师的辩解方式是，既然系统思维是过时的，但是为什么有那么多"患者"在此过程中得到了帮助。这当然不是重点。

给一位名叫汤姆（Tom）的男士做咨询。汤姆被描述为"有自杀倾向、抑郁"，医院已经在他身上"尝试了各种可能的治疗方法"。这里的"各种方法"包括，在 12 个月内，他接受了 40 次电休克治疗（electroconvulsive therapy，简称 ECT）、6 种选择性血清再吸收抑制剂（selective serotonin reuptake inhibitors，缩写为 SSRI 或 SSRIs）[1]和抗精神病药物，在这一年中，他还接受了团体和个人的认知—行为的谈话治疗。

　　汤姆，一位 66 岁的白人男子，身体健康，属于中产阶级，已婚，异性恋者。对他的情况，医院的一位工作人员解释说，他们已经尽全力了，但是不得不放弃治疗。他们说汤姆已经以"不成功案例"的身份在医院里生活了一年多，他很依赖目前这种生活，尽管他被安排接受了各种不同形式的心理治疗技术，但是"没有一样有效果"。

　　待在医院的这 12 个月里，汤姆作为一个社会人接受了医院对其异常情况所做的一系列系统的分析、分类和控制。我和医院工作人员（即过去一年中治疗过汤姆的医生）进行了讨论，汤姆的"慢性病"已经被归类并界定为一种特别的心理意义（即严重的抑郁类型）。这让我想到，汤姆的情况恰好反映了心理学史上的典型的时刻——阅读某些专家的文献，然后就汤姆的情况建立一个专业的文档。

　　当我第一次见到汤姆时，有关他的病例记录居然重达 6 磅，我站在外面看着这些资料，仿佛它们铁证如山，汤姆就是毫无争议的、

---

[1]也称为选择性 5-羟色胺再吸收抑制剂，是一类抗抑郁药物的总称，是治疗抑郁症、焦虑症、强迫症及神经性厌食症的常用药物。——译者注

典型的慢性抑郁障碍患者。记录在病历中的汤姆（档案中描述的汤姆），医生是在本质主义、内在（现代）自我的层面上来看待他的。我与汤姆进行了电话谈话，加上医院对汤姆的解释以及病例档案的记录，我更清楚地找到医生对汤姆的情况（knowledge）[1] 给出上述专业解释的背景。

在和医院人员的接触中，我发现他们有一个明显的矛盾，就是我意识到医院将汤姆定义成（慢性的）自我死亡的生命（慢性意味着他是不可能被治疗的；Madigan，1999）；但与此同时，医院又希望他能通过心理学的治疗技术而"康复"。不幸的是，汤姆被界定为不适合的，因为他没有办法让医生们满意（主要因为医生的心理治疗对他不起作用）。正如医院工作人员有限的描述揭示的，汤姆成了医院的知识产品和文化对象（Madigan，1996）。

在科学化的医学与知识的模式下，精神病病房把汤姆这一主体（即汤姆这一个体）看作是被动的一块板，医生可以在这块板上写下病人患有的障碍。换句话说，医生的知识就是用来写出汤姆这一个体的病理。解码写出病理的过程就是明确病人所患障碍的病因，并且要在符合主流的诊断文本[2] 的前提下，解释病人的症状。

汤姆被诊断为患有《精神疾病诊断与统计手册》中的某一项障

---

[1] 迈克尔·怀特（1995a）曾讲道："病理学话语占有主导地位并主张所谓的客观事实，因为这些话语的存在，精神卫生的专业人员就可以避免面对这种谈话和互动所带来的、真正的影响或后果。如果治疗师的工作，就是按照这些'事实'来对来访者进行分类和治疗，那么治疗师就不会想该如何与来访者谈论其生活体验，治疗师也不会思考该如何构建与来访者之间的互动。被'事实'所遮蔽，治疗师就不用去思考如何治疗、在治疗性中应该使用怎样的互动，从而达到重新塑造来访者生活的目的。"（第 115 页）

[2] 精神卫生系统总结出多达 400 种的精神不健康症状（Breggin，1994；Caplan，1995），因此，想把一个人的全部生命故事置于 DSM 的文本中并进行归档，并非难事。

碍，在这一过程中，需要一名受过训练（即特定）的专业人士，他有权对汤姆的障碍进行解密。特定的知识是由一群所谓的权威人士及不同层次的专家协商而来的，他们允许医院的专业人士用这些知识来对汤姆进行有意义的描述。

上述能力和故事命名（story-naming）的权利是由权威机构进行协商而来的，并且在专业文献中进行传播（Foucault，1972）。命名的过程表明了控制权，即谁有话语权去判断谁是正常的、谁是不正常的，判断之后又要根据何种权威来采取怎样的措施（Madigan，1997）。叙事疗法对于现代心理领域展开批评（包括对《精神疾病诊断与统计手册》技术[1]的批评）的核心正是，分析出谁不应该被赋予合法的话语权，因为他们并没有进行系统的思考，也没有开展一系列的调查，自然无法提出正确的、合理的询问和探究（Madigan，2008）。

按照上述说法，汤姆因为个人目的被看作是一个没有知识的个体（Madigan，2003），医生在处理他的问题时没有考虑到他所处的情景（或者把他所处的情景看作是空洞无意义的），只是按照性别、种族、年龄、性倾向和"机能障碍"对其进行了分类。从我与医生的接触来看，汤姆仅仅在特定的制度矩阵（Institutional Matrix）中获得合法的话语权，来传播和协商（在此案例中，就是心理学、精神病学的）知识、权力以及个体讲故事的权利。

---

[1] 叙事治疗与 DSM-IV 诊断手册的区别之一是，叙事治疗没有统一规定，不会把日常行为看成是心理障碍的诊断标准，叙事治疗把日常行为看作是其他生活经验的结果（Crowe，2000）。

在我与医院的专业人士接触后，我对汤姆开展了为期3个月总共8次会面的治疗。在咨询进行到第7周也就是我们第5次会面后，汤姆出院并再也没有入院。因为此前他接受了无数次电休克治疗（ECT），汤姆说起话来总有一些口齿不清，但是总体来说，他与家人都报告说他出院回家后还是相当成功的。汤姆被错误地界定为严重抑郁，他的身份认同就是长期患病者，我们的对话关注于将汤姆和这一身份分开，帮助他回忆起生活中的其他能力和方面，问题的身份认同让他忘记了这些。

在这8次叙事疗法中，我并没有使用任何世俗的魔法或者科学的药物来帮助汤姆从抑郁中恢复到正常的生活。非常简单（正如我向医生报告的那样），汤姆明确地指出，在我们的对话中以及在他所关心的人们写给他的一系列治疗性的信件中，他感受到了赞许、共情和倾听。他还说他喜欢我们"迈出盒子"的做法，让他能够更好地理解他与问题的关系，以及我们重新看待他生活中的一些方面和故事，而这些是无法用问题和医院对他的定义来进行解释的部分。

在我们治疗到第12周的时候，汤姆（在医生的指导下）决定停止使用医生开给他的所有精神类药物。他还在治疗的第12周，成为一所艾滋病医院的志愿者，耕种了几块蔬菜地，和孙子辈们相处得十分开心。在温哥华叙事疗法学校所开展的为期一年的叙事疗法培训中，汤姆还成为抗抑郁症的顾问。

对于初读本书的读者来说，进入本书中所提及的理论观点（以及理论在治疗实践中的应用）会有些困难，这不是一项轻松的任务。

但是，本书尽最大努力将读者从困惑中解救出来，尽量解释清楚后结构主义理论／叙事疗法以及二者关系的难点和关键点，将理论和日常中叙事疗法的实践案例相结合。

在贯穿本书的理论讨论中，我一再表明的是叙事疗法不同于心理分析的正统体系，叙事疗法并不追求去建立一个有关生命的统一解释，也不想建构有关自我的自然主义的或本质主义的观点（Madigan，1992，1996，2008），更不会根据这些观点来对人的本质进行所谓普适的分类。叙事疗法认为没有必要给个体活生生的生活体验进行诊断或者贴标签。

艾普斯顿和怀特认为所有的正式的诊断分析都造就了一种对待心理生活的平淡的、独白式的描述[1]，目的就是为了让事件具备一种可预测性（J. Bruner，1986；Parker，2008；Sampson，1993）。他们发现，对于人格，心理学正统的描述方式倡导的是借助概括性的标准来揭示出人的本质特征，而叙事疗法的隐喻却是以对话中的相遇为基础——能够产生出不曾预想到、之前看不见的东西和独特性，从而不会被普遍性所误导（White，个人通信，1992[2]）。

本书将分析几个关键的后结构主义的概念，这些概念为叙事疗法的实践提供了基础。这些概念涉及权力和知识的关系，结构的

---

[1]传统心理学，认为个体是自包含的，基本上是独白式的，"一份封闭的、自给自足的整体，所有元素建构起封闭的系统，除了这些元素外，没有其他任何含义"（Bakhtin，1981，第273页）。

[2]这本书中，我将引用一些影响了我作品的特定个人谈话。这些对话是近距离交谈学习中不断日益发展的一部分，在图书或学术文章中不一定能找到。如果读者想看一些话题范围更广的公开对话，可以参见改变访谈的历史——关于"叙事治疗"的网页（http://thrapeuticconversations.com/?page_id60）。

不平等，进行对话的个体的文本身份，不同人的社会位置（social location），主流文化对我们如何看待人与问题的影响，以及对于问题的起源和问题症结所在的质疑。

通过无数的案例，本书旨在说明后结构主义的理论如何在叙事疗法的实践中得以体现出一致性。这本书也探索了叙事疗法的首要目标，即弄清楚问题故事在被讲述过程中产生了怎样的偏差。

本书提出几个关键性的问题，这些问题都有关构建叙事疗法实践：（a）该如何理解人的身份认同和问题（例如其他机构是如何看待关于来访者和问题的，诸如医学、司法机构、精神病院、学校系统、家庭和媒体），（b）谁有话语权来描述治疗中的人与问题，（c）施以怎样的专业影响。对于这些特殊的治疗问题的探索以及问题本身的形成，都是受后结构主义理论所影响的。

最后，我在本书中所提出的一个最基本的问题是以一个非常简单的问题为基础的，这个问题就是：对于被讲述的故事来说，谁有讲述故事的权利？

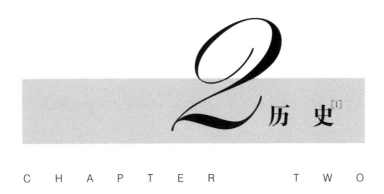

2 历史[1]

CHAPTER TWO

[1] 本章部分节选自斯蒂芬·麦迪根在治疗性对话会议工作坊中所分发的资料。

批评不是说出事物现行的方式不好，而是要指出这些被认可的行为的假设是什么，与其相似的观点有哪些，它构建于何种现行的未经审视的思想方式之上？

批评就是让如今很容易的行为变得困难起来。

——米歇尔·福柯

人们在谈及艾普斯顿和怀特的叙事疗法实践[1]时，总是会说它是"神奇的""不同的"和"神秘的"。但我认为，叙事疗法实践不同于之前所有治疗的是，它们包容更宽泛的思想，而这些思想都旨在发现那些位于心理学知识权威之下的意识形态、政治哲学以及伦理学的基础。

对于他们的思想灵感，怀特和艾普斯顿放弃所有个人主义导向的、主流心理学、精神病学的理论和实践方法，无论这些理论和实践方法是否成体系。相反，他们将自己的治疗实践向着独特的、后结构主义的理论方向推进，后结构主义理论渗透着身份认同具有相对性的这一观念。他们发现这一观念还存在于其他学科领域，比如文化人类学、女性主义、后殖民主义、反压迫、社会公正、文学理论以及酷儿研究（queer studies）（这里仅列举几个相关的领域）。另外，他们深受当时最具引导性的法国后结构主义哲学（从1965年前后持续至今）的影响。

---

[1]叙事治疗这一术语有特别的意义，不同于叙事心理学或者其他使用故事的治疗方法。叙事治疗指的是大卫·艾普斯顿和迈克尔·怀特所开创的观念和实践，其中也包括他们来自世界各地的同事所付出的努力和贡献。

怀特和艾普斯顿放弃心理学已有的理论与实践进行哲学转向，他们将"高深"的后结构主义理论灵活地应用于日常的治疗实践，并且产生出有用的效果，他们相信能够将两个看上去并不相干的概念放到世人面前，而结果真的引发了世界性的关注[1]。麦克劳德（Mcleod，1997）甚至将叙事疗法看作这一领域中第一个（或许也是唯一一个）后心理学[2]的治疗（postpsychological therapy）。

从一开始，叙事疗法的后结构主义[3]信条就是：我们，作为人，都是"多层故事的"（J. Bruner，1986；Geertz，1973，1983）。简而言之，叙事治疗师认为，在治疗的情境中，事实上应该有无数解释人及问题的方式（Geertz，1976；Myerhoff，1982，1986）。而治疗师对人和问题所提出的特定解释应该是综合考虑了我们文化中所有的主流观念，关于人与问题是什么，他们又代表了什么（比如，正常／不正常，好／坏，有意义／无意义）。

在迈克尔·怀特于1989年出版的《选集》（*Selected Papers*，

---

[1]很多学者和心理治疗师都很惊讶地发现，艾普斯顿的学术资历只是社会工作的硕士，而怀特仅有社会工作的学士学位。

[2]后心理学指的是，在质疑心理学已有知识和实践的基础上所开展的实践，超越心理学基础的意识形态／理论基础并超越其实践的原则。

[3]后结构主义的定义可参见网页http://www.philosopher.org.uk/poststr.htm，到20世纪中期，有很多关于人类存在的结构性理论，在语言学方面，弗迪南·德·索绪尔（Ferdinand de Saussure，1857—1913）提出结构语言学，他认为意义存在于整个语言的结构中，而不是在个别的词语中。对于马克思主义而言，人类存在的本质要通过分析经济的结构。而心理分析则试图用无意识等概念来描述心理结构。在20世纪60年代，结构主义运动以法国为中心，试图整合马克思、弗洛伊德和索绪尔上述理论。这一运动的成员不同意存在主义的观点，存在主义认为每个人都是自由的、是他或她自己所创造的。但对于结构主义者而言，个体是由社会的、心理的以及语言的结构所塑造的，对于这些，个体是没有控制力的，通过使用语言的方法可以揭示出这些结构。起初被归于结构主义者的法国哲学家和历史学家米歇尔·福柯，被看作后结构主义运动中最具代表性的重要人物。他同意结构主义的观点，即语言和社会是由规则和统治系统所塑造，但他不认同结构主义的两个观点。首先，他不认为有明确的、基础的结构能够解释人类的状况；第二，他认为不可能跨出语言之外，去客观地调查状况。德里达（1930—2004）发展出解构的技术，来揭示文本的多重含义。受黑格尔和尼采的影响，德里达认为所有的文本都是模糊的，正因为如此，最终的、彻底的解读是不可能的。

收录了 1978—1988 年的一些作品）和大卫·艾普斯顿于 1988 年
出版的《合集》（*Collected Papers*，包括 1983—1988 年间的作
品）中，我们能明显地看到二人在实践中的独创性[1]。他们早
期的作品主要由位于南澳大利亚州阿德莱德市的德威出版中心出
版，这些作品给予读者大量的新思维方式和新观念，涉及如下很
多方面：用新的方法去解决老问题，写治疗信，通过仪式，独特
的事件（Unique Outcomes），相对影响问题，治疗文档，外化对话，
替代故事 / 支线故事等各种新知卓见，所有这些都涉及叙事性的
问题和信件书写，并且是发源于一种全新的治疗性文法（White
& Epston，1990）。

　　艾普斯顿曾说，在 20 世纪 80 年代他自己深受定义仪式
（definitional ceremonies）以及发生在文化人类学领域的论争所影响，
比如当时的文化人类学所讨论的写作表征中的问题。大卫·艾普斯
顿感兴趣的是，治疗中如何应用模糊文类（blurred genres）以及使
用了隐喻与叙事的文学进程（literary process），二者以何种方式对
以下过程造成了影响，即现象由记录第一眼的观察到完成一本书再
到读者从阅读书中看到的意义。他很早就决定放弃科学撰写所需的
疏远言辞，相反却选择了一种属于自己或者人们的民族志似的声音，
以此作为一种方式来渗透和找出个人对于事件所作出的独特解释。

　　对我而言，艾普斯顿在这一时期的几篇不错的作品都非常有

---

[1] 艾普斯顿和怀特最早都是针对儿童开展叙事治疗工作的。在他们明确把自己的实践称之为
"叙事治疗"的很多年之前，他们已经使用外化的方式来处理儿童的问题。尽管他们处理的都
是一些严重的童年期问题，但他们的治疗过程却可以将好玩、幽默与严谨、负责很好地结合在
一起。

意义，比如《多莉猫的故事》（*The Story of Dory the Cat*）、《逃学的短篇故事》（*Short Stories on School Refusing*）、《反对梦》（*Counter -Dreaming*）、《你是精神空手道的候选人吗》（*Are You a Candidate for Mental Karate？*）（和"本（Ben）"合著），以及《驯服老虎》（*Tiger Taming*）。这些早期发表的作品表明他的叙事疗法实践不仅仅是发明了一种对待问题的新方式，而是创造出了一种与新的治疗方式配套的全新语言和思维模式。

　　近距离观察艾普斯顿的治疗工作让人激动万分。当我第一次目睹他的治疗过程时，我感到自己像是在观察一位类似于约翰·柯川（John Coltrane）[1]或毕加索那样的艺术家。当你阅读艾普斯顿的作品时，你会意识到他总是不断地发明和生成新的治疗想法。他发现现有的行为主义的和结构化的治疗方式对很多儿童和成人都收效甚微，而他的创造性似乎就来源于对此的反思。他不去抱怨这些方法没有效果（我们通常会在治疗中采取抱怨的态度），而是接受挑战去努力找寻解决问题的全新方式。[2]

　　艾普斯顿发明了新的治疗方法，他天才般地找到和发掘生活中有哪些系统是帮助问题不断滋长的（借助于治疗中的一些具体的做法[3]）。对此，他找到新的治疗方式来应对。他坚守信念，总

---

[1]美国爵士萨克斯风表演者和作曲家。柯川在早期生涯上积极开展咆勃爵士乐和硬咆勃的音乐风格，他开创性地运用调式并成为自由爵士乐的先锋。——译者注

[2]比如，从某种角度来看，我发现，当艾普斯顿第一次写出《夜巡者案例》（*The Case of Night Watchman*,1988; 最早写于1979年）的时候，他实际上是发明了一种针对儿童的全新治疗类型。同样，他也开创了其他有关夫妻治疗、个人治疗的新类型，帮助来访者解决饮食障碍、焦虑、担忧、哮喘等问题。

[3]请参考阅读海伦（Helen Gremillion）的图书《喂养厌食症》（*Feeding Anorexia*），其中就有案例说明，那些出于善意的助人系统往往导致问题不断地滋长。

是在近距离的民族志研究访谈中找到新的治疗方法。他将局内人有关问题的知识用到新的工作方式中，以应对那些难以解决的问题。最终，他首先在叙事疗法中引入了包括写治疗信在内的写作治疗技术。[1]

在艾普斯顿开展叙事疗法的早期，他似乎就已经以反对任何降低他人地位的治疗形式为己任，在这类降低他人地位的治疗中，一方（即专业咨询师）让另一方感到"能力低"。对于艾普斯顿来说，那些被人们认为想当然的日常假设成了需要进行重新评判的焦点，受到质疑或者得到赞赏。

在他的作品中，艾普斯顿似乎一心一意地致力于把通常的病理学描述改为对于勇气、诡计、勇敢的描述（D. Epston，个人通信，1993）。他采纳了人类学中有关仪式化和通过仪式（Geertz，1983；Myerhoff，1982）的观点，并把这些观点作为重点，强调在咨询中采用重新返回阶段（reincorporation phase）的概念。在治疗中，他用赞赏、奖励和证书以及庆祝会的方式来纪念当事人在处理长期困扰时所取得的进展（Epston，1988；White，1988/1989）。

同时，迈克尔·怀特用新的治疗方式来治疗一些因器官缺损或疾病导致大便失禁的儿童。在气温高达 32 ℃的澳大利亚的夏季，怀特的治疗室位于阿德莱德市医院的一间没有通风设备的地下室里。他的治疗工作首先被北美和欧洲的一些治疗师"发现"，因为他们看到了他在 1984 年写的标题为《假性大便失禁：从雪崩到胜

---

[1] 当我在 1991 年去奥克兰向大卫学习的时候，他已经写了成千上万的治疗信，在每个咨询疗程结束后都会给当事人写信。

利，从恶性到良性循环》（*Pseudo-Encopresis：From Avalanche to Victory，From Vicious to Virthous Cycles*）[1]的文章。也就是在这一阶段的工作中，他对控制论最感兴趣，特别是对格雷戈里·贝特森提出的负面解释、抑制理论以及信息论与差异理论。

在我学习叙事疗法的过程中，我发现要想全面地了解迈克尔·怀特的治疗思想，很重要的一点就是首先要理清他和格雷戈里·贝特森的关系（Bateson，1972，1979）。比如，怀特借助格雷戈里·贝特森关于抑制、差别以及双重叙事的概念建构起他自己早期关于外化对话的概念和工作实践[2]（M.White，个人通信，1991）。

简单来讲，格雷戈里·贝特森关于抑制的观点如下：事件、人、观念等发生运动并不是因为他们不得不（或天生）如此，而是因为他们被限制了而不能采取其他的运动（Bateson，1979）。怀特将格雷戈里·贝特森这一观点解释为：

抑制有很多不同的形式，其中包括一系列的前提、假设和预期，这些构成了我们理解世界的基础，这也为我们设定了规则制约着我们获得哪些有关于客观世界和事件的信息，造成了感官的限制。（第85页）

格雷戈里·贝特森的抑制理论让怀特意识到，关于个人的任何

---

[1] 怀特1979年在杂志《家庭过程》（*Family Process*）上发表了第一篇文章，题为《心理动力家庭治疗的结构和策略性方法》（*Structural and Strategic Approaches to Psychodynamic Families*）。

[2] 门罗（Munro，1987，第185页）写道，双重叙事能够打破限制，引发新的解决办法；比如，第二种解释或者解释的新视角，都能让来访者重新看待问题（和自己），不再被第一种解释所局限。

治疗故事如果没有涉及抑制的理论，就往往会以病理学的方式对待个人／家庭／夫妻／团体（M.White，个人通信，1990）。

将贝特森的理论与传统的心理学理论进行一下对比，比如一个遭受了性侵犯的儿童，关注心灵内部视角的传统心理学会认为当事人是有病理性障碍的，了解病理学知识的治疗师要对其进行"准确的诊断"和"治疗"（Justice & Justice，1979）。因此，对于遭受了性虐待的被害人来说，遭遇的故事如何被讲述，对遭遇体验如何定义，这些都依赖于专业人员，他们用专业的意义与知识对其进行归纳[1]。"事实"和知识成为一种权力体系，这是上述过程的必然结果，这一体系否认当事人自己讲述故事的权利。

事实和知识的权力体系通常是与一些受虐待者的体验同构，受虐者的故事讲述权利被虐待他们的犯罪者所否认或者操纵。阿曼达（Amanda Kamsler）是较早跟随怀特学习叙事疗法的学生，在特别针对那些遭受过性侵犯的儿童所作的治疗中，他发现很多受害者被否认有故事讲述的权利（A. Kamsler，个人通信，1991，1993）：

（1）在这类案例中，侵犯者经常公开或者暗示性地向受害者传达这样的讯息，即受害者之所以受到侵犯是她自己的错。（2）侵犯者经常通过威胁受害的孩子或年轻女子与其家庭成员分开来强迫他们保守秘密。（3）侵犯者会对受害者采取各种形式的控制……这些都让受害者发展出一种对于亲密关系习惯性的恐惧和害怕反

---

[1] 对于虐待体验以及当事人对体验反应的各种意义，现有的体制系统，经常将专业人员的知识凌驾于当事人的知识之上。

应，直到成年仍然无法摆脱。（第17—18页）

一个人的故事，塑造故事的各种影响因素，以及从多种角度来讲述故事的权利构成了叙事疗法的核心（Epston & White，1992；White，2004）。正如怀特所解释的，他将贝特森的抑制观点与福柯关于权力与知识建构的后结构主义观点拼接在一起，推衍出的结论就是，我们已有的或者讲述出的关于生命和关系的故事都是在特定的主流意识形态（被看作是社会政治学的或者文化的各种故事）[1] 的背景中发展出来的。理论上来讲，这就是他所采用的治疗方法的基础，在治疗中，他通过对话将内化了的问题进行外化（Madigan，1992，1996）。

怀特把问题外化，这一突破性的工作颠覆了有着150年历史的心理学理论与实践。治疗师经常把问题归在当事人身上，又把问题看成当事人私人化的问题，对于治疗师这么做的理论基础，叙事疗法对此提出了情境的、文化的、对话的质疑，从此创造出一种文化，即主体变为温顺的、空白的、没有权力的、未受影响的和关系的（Madigan，1992）。外化对话的应用和理解将问题重新放置于文化与话语情境下的关系和互动之中，不再把问题看作是脱离了情境的个体的私人化的问题。

卡尔·汤姆将外化对话看作是叙事疗法中"最主要的成果"和"壮举"（Epston & White，1990）。他同时也警告大家，如果将

---

[1] 比如，怀特让我们关注诸如乱伦等概念，其中占主导地位的知识如何影响女性的身份认同，重男轻女的思想嵌入并借助流行的形式（精神病学的诊断和分类）加以传播。怀特查看了这些意识形态存在的传统语言学和认识论语境，其中乱伦是如何被定位、记录和对待的。

怀特外化的治疗方式只是看作治疗策略或者技巧的话，将是幼稚又有局限的做法（K. Tomm，个人通信，1990）。

迈克尔·怀特将问题内化的讲述进行外化的方式，在治疗的历史中，是第一次将后结构主义的政治观点［特别是福柯提出的主体客体化的三种模式、权力和知识的不可分割性（Madigan，1992），对此我会在本书的随后章节提到］置于治疗的核心。在未经过此种理论训练的结构主义者／人文主义者看来，怀特的治疗过程不仅简单而且还像一个噱头，对于把内化了的问题进行外化的观念，如果治疗师能把这一观念放在整个后结构主义的背景下来看，那么叙事疗法中最引人注目的亮点就凸显出来了。

迈克尔·怀特（1988/1989）深入阅读了米歇尔·福柯的大量作品，这让他得以在理论的层面去探究一些和治疗相关的问题。比如，关于问题的谈话对于当事人造成的影响大，还是当事人的谈话对于问题的影响大？

怀特提出的这一看似有些简单的疑问，让他得以去发现问题在被讨论的过程中所产生的、压迫性的结果，以及描述性知识和语言本身的建构和抑制的结果（M.White，个人通信，1990）。怀特在治疗中，通过对话把当事人的问题进行外化，这就把当事人／来访者从问题和／或抑制中分离出来，抑制维系着占主导地位的话语（问题的故事）。在迈克尔·怀特的治疗世界中，问题存在于个人之外，关系可以被客体化，可以被识别出来或者特定化（当事人是被问题跟随的当事人），而问题本身也被客体化并被给予一个相对的名称（White，1989）。

问题的去神秘化

艾普斯顿和怀特拒绝用问题的描述来归纳个体，他们的工作就是要将问题去神秘化。后结构主义的观念让他们能够看到那些让个体的故事变得死气沉沉的抑制。相应的，他们发现了新的对话式的治疗方式来克服这些抑制，比如通过话语双重叙事（discursive double description）、独特结果（unique outcomes）等方式。他们在深入理解福柯思想的基础上发展出了关键性的治疗观点，而福柯思想正是关注于以下四点：（a）文化和话语的限制是什么，（b）它们是如何作用在个体之上的以及个体对它们的反应是什么，（c）通过何种机构它们得以发生，（d）谁和什么在支持着它们。

从日渐生成的叙事疗法视角，他们意识到，我们讲述的关于当事人和问题的专业性的故事并不像这个领域的从业者所认为的那样是"事实"和"真实"。他们发现占主导地位的用于描述当事人的方式其实是被更多机构或专业领域的知识所建构和塑造的，这些机构或专业领域包括宗教、媒体、精神医学、教学、法律、科学和政府。他们同时也意识到心理治疗的大部分观念也不是真理，而是由机构的知识／权力所产生的想当然的理念，并由（心理学界的）全体公民（citizenry）生产出来。

比如当时学术界刚刚开始使用注意力缺失／多动障碍（ADHD）的术语，艾普斯顿和怀特质疑大部分治疗师如何将这个新近的术语用在小孩子身上（在诊断和故事讲述中，不考虑太多情境性的因素）。他们发现人们之所以会用这一僵化的概念来描述幼小的孩子，原因不仅仅是历史性的，而且还是很多文化领域（cultural arenas）协商的结果。[1]

具有历史意义的是，叙事疗法认为对于人是谁，问题是什么，答案应该是有多重故事（多重含义）的。[2] 所以，从一开始，艾普斯顿和怀特就发现他们身处波涛汹涌且无法预估的一股潮流之中，他们相当异类的治疗体验也得到了来自主流的专业领域和咨询心理学专业的支持，而之前在心理治疗领域从没有任何尝试考虑到将后现代的、多重故事的和对话自我的概念应用在实践中。

艾普斯顿和怀特发现他们的思想完全不在正统的心理学、精神病学以及社会工作（以及那些支撑这些领域的机构）的思维范畴之内，他们在不断兴起的后现代思潮以及对自由主义和启蒙的挑战中找到了更多不谋而合的亲近感（Sampson，1993）。这些后现代的

---

[1] 早在 1996 年 12 月 10—12 日，有关治疗用途的兴奋剂使用情况会议在圣安东尼奥召开，与会人员对于多动症突然、大量的涌现存有质疑。根据美国麻醉品管制局（DEA）防止药品非法使用办公室的副助理管理员的报告："通过联合来自各领域的专家，包括科研机构、临床医药以及公共卫生和执法部门，美国麻醉品管制局调查了针对学龄儿童注意缺陷多动障碍（ADHA，ADD/ADHD）开具兴奋剂处方的问题。发现用于此医疗目的主要药物是盐酸哌甲酯（Methylphenidate），俗称利他林。DEA 部门感到极为震惊，因为近年来此类处方药物的使用量呈急剧增大的趋势，自 1990 年以来，盐酸哌甲酯的使用量增加了 500%，而用于同一治疗目的的安非他命（Amphetamine）的使用量也增加了 400%。"该报告还指出，"在美国，7% ~ 10% 的男孩正在服用此类药物，女孩服用此类药物的比率也在上升。当如此之多的孩子都在日常生活中使用药效明显的精神药品时，对于我们而言，很重要的一点就是必须搞清楚到底其中发生了什么、原因是什么"。
[2] 读者要记得，具有讽刺意味的是，专业人士总是试图把来访者的身份认同放进统一的定义中（例如《精神疾病诊断与统计手册》），或者总是认为专业的观点才是事实。

意识形态层面的挑战同时也在撼动着那些已经建立起的学科体系，比如哲学、文学批评、人文科学，包括人类学、社会学和心理学。许多用于理解自我、身份认同以及主体性的统一的解释遭到了质疑。

女性主义运动[1]也是在挑战主流的、固定自我的大背景下兴起的（女性是什么，她们应该由谁来定义以及她们应该被定义成什么；Speedy，2004；Swan，1998）。各种社会运动风起云涌，持续抗争着各种被认为是理所当然、有关人的观念，涉及种族问题（公民权利）、有不同性取向的人的问题（同性恋）、反贫穷问题以及社会住宅运动。尽管每种运动都有着它们各自的纲领和目标，但是所有的这些运动合在一起，都质疑了由主流阶层（白人和享有特权的男性）实施的那种自我庆祝式（Sampson，1993）的控制和独白式[2]的简单陈述。一直以来，西方历史都是由这些主流阶层来界定谁和什么是"正常的"，什么构成了自我，一个人或者一个群体被期待充当的角色是什么，其他人被认为合格的身份又是什么。这些被边缘化的"他人"（被主流阶层的定义所边缘化，并被认为不同于主流阶层）开始在对话中支持自身中"异类"之处。

叙事疗法在各种挑战权威的运动中找到了安慰。随后，艾普斯顿和怀特的治疗实践受到如下思潮的影响，如女性主义、同性恋者权利／酷儿理论以及后殖民主义时代对于种族、阶层和权力与结构

---

[1] 公正治疗团队和雪莉·怀特对艾普斯顿和怀特产生了影响，使得他们更多关注女权主义的观点和批判思维。

[2] 对于独白式和对话式谈话的区别，请参见麦迪根和艾普斯顿 1995 年的论文《对关怀族群的怀疑——从独白到对话》（*From "Spychiatric Gaze" to Communities of Concern—From Monologue to Dialogues*）。

不平等的分析（M.White，个人通信，2004）。但是直到此时，心理治疗发展的历史中还没有出现对于权力关系的分析（M.White，个人通信，1990）。

权力关系、结构不平等和个人拥有讲述故事的权利，这些是叙事疗法的核心[1]。在新西兰惠灵顿公正治疗团队[2]的影响下，以社会公正为基础的立场和质疑最早推动了叙事疗法的实践得以开展（Tamasese & Waldegrave，1990）。公正治疗团队不仅公开直接地倡导这些观念，而且还发表了大量的作品（发表在德威中心的叙事疗法刊物上；Waldegrave，1990），同时还组织了"多元文化机构"的一些活动。

公正治疗团队的讨论，涉及那些被边缘化的少数人群，他们渴望获得真正的治疗对话。少数人群（比如妇女、有色人种、穷人、患有精神疾病的人、残障人士）不希望被指导或者被告知他们实际上是怎么样的人，不想被主流的西方心理学思维所定义（T. K. Tamasese & C. Waldegrave，个人通信，1991，1996，2004，2008）。公正治疗团队对于对话所进行的挑战，反映了人们对于心理学在解释人的经验时那种独白式的、忽视情境的做法的不满。[3]这些让艾普斯顿和怀特更进一步地看到反对和抵制当时的心理治疗方式价

---

[1]艾普斯顿和怀特的理论及治疗实践，受到以下学者的影响，即美国人类学家克利福德·格尔茨、芭芭拉·梅尔霍夫以及维克多·特纳，心理学家杰罗姆·布鲁纳和肯尼思·格根，法国哲学家雅克·德里达和米歇尔·福柯。
[2]公正治疗团队的成员是叙事治疗阵营最早的一批治疗师，他们在工作坊中公开地讨论这些治疗的理念。
[3]比如，公正治疗团队所开展的研究，其兴趣点是找到不同的文化因素是相互影响了如下的"现象"，比如无家可归、暴力和贫穷。

值与意义所在。

在 1982—1988 年这几年里，艾普斯顿和怀特努力创造一种具有独特创新精神的治疗方法，目的就是在这种治疗方法中能包容进这些新发现的、有关多重故事和边缘自我的解释（White，2002）。这一过程涉及询问一个人（以及所有那些帮助构建个人和问题身份认同的人）如何（通过怎样的情境）开始讲述、发生和表现出有问题的故事。

比如，叙事疗法中"重说故事（re-storying）"的概念[1]，指的是个人或一类人构成的群体，他们经历过创伤或者不公正对待，不想让其他人来给他们下定论，叙述自己曾经如何、现在怎么样、将来可能会变成怎样（Denborough，2008）。在充满问题的讲述方式中，故事主线很可能没有分析权力关系，也没有涉及一个人（以及他或她所处的情境中）在遭受虐待时所做出的值得赞赏的方面。叙事中有关抑制和负面的内容还被肇事者、媒体解释和法院陈述所支持（Wade，1996），同时也出现在治疗性的、医学的和法律的文本中（Jenkins，1990，2009；Wade，1996）。

相反，艾普斯顿和怀特的叙事疗法提供了一种对话的方式，这种方式能够带出那些没有被讲述出来的故事，而这些故事正涉及个人在应对那些不良情境时所表现出的令人赞赏的方面。叙事疗法的对话在构建过程中，会探索个人特有的能力，而这种特有的能力

---

[1] 重说故事的概念创造出一种可能性，即变化总是可能发生的。因此任何对于当事人汇总式的描述（比如各种慢性病的提法）都被理解成一种会限制变化发生的专业描述。叙事治疗不会把当事人的生活用慢性病来解释，因为这与叙事疗法实践及重说故事的观念相冲突（Epston，1986）。

正是个人能在不良情境中生存下来的原因（比如，变得视而不见，与愤怒和药物的关系，保持沉默或逃跑）；会理解他们在力量比自己强大、经验比自己丰富的作恶者的威胁下是如何忍受过来的（Jenkins，2009）；回顾失衡的性别关系情境；发现人们尽管遭遇了困厄，但仍然在生活中取得了怎样的成就。这些对话（在叙事疗法中被称为"重写对话"）为所谓的问题 / 个人描述 / 解释提供了一个对话平衡，也提供了重新构造那些不公平对待的情境（帮助人们离开那些占主导地位的问题故事的限制，在这些故事中，人们是被动的、羞愧的、缺少价值感的，等等；Bird，2000；Epston，1988；White，1991，2002）。

和汤姆一起前行

在本节，我将再次向读者讲述汤姆的例子。之前我提到医院建议汤姆来找我咨询，因为之前接受的某些治疗的原因，汤姆说话有些含糊不清，他说自己因为在 65 岁退休（提前一年半退休）之后感到抑郁而住进了"疯人院"里。他说自己曾经尝试了"两次自杀"但"没有成功"（一次在入院前，一次在入院后）。

第一次见面时，我一开始就问汤姆，抑郁是他自己的词汇还是别人的词汇。汤姆的反应是，抑郁是"医院用语"，他自己的"真实感受"是"无聊和缺乏成就感"。在第一次会面中，我问了汤姆一些质疑性的小问题，目的是能让他自己有所怀疑和反省。问题如下（括号里的是汤姆的回答）：

汤姆，你是否认为用"无聊和缺乏成就感"就能将你的全部都描述出来？（或许不能。）

汤姆，为什么你觉得不能完全用"无聊和缺乏成就感"来描述你自己呢？（或许因为电击治疗的原因，我反应变得慢起来，而且记性也不好。我退休了，不知道自己应该做什么，我觉得自己就像系在绳子末端的一块石头，悬在那里。）像系在绳子末端的一块石头，悬在那里，这种感觉到底是怎样的？（很糟糕的感觉，好像自己无路可退，只能悬在那里。）

你宁肯待在其他什么地方吗？（就像我贴在汽车保险杆上的纸上写的——我想做名园丁。）

你想种点什么？（我觉得医院应该不允许我种东西吧。）

汤姆，如果你重返自己的生活，想要种植点东西的时候，你想种什么呢？（我想重新开始种些百年传家宝番茄，然后欣赏它们神奇的颜色和外形，还可以看着孙子辈成长。）

假如你想要去种点东西的话，你觉得自己应该首先做些什么？（我得离开这个疯人院。）

你觉得自身有哪些独特的地方，它们能够特别想要或者特别支持你离开疯人院？（想要重获自由的那部分我。）

你能否回忆起最近或者很早以前的某个时光，那时候你感到了自由？（是的，这种时候有很多，当我种植东西时，当我和老朋友在星期二的晚上一起打曲棍球时，甚至是在铲除路上的积雪时。）

这次见面的谈话还包括以下部分：

汤姆，医院描述你是慢性的抑郁症患者，你认为这是否是一个准确的界定？（我不这样认为，我觉得他们让我的情况变得更糟。）

你觉得医院让你的情况变得更糟，他们做了什么让你有这种感觉？［嗯，和他们一起一年多了，我并没有好转，我觉得他们也放弃了——这也是为什么他们把我送到了你这儿来的原因（笑起来）——你是最后一站了，他们没有办法了。他们大部分人都很好，当然你也知道这一点。］

汤姆，你觉得医生也有些困惑，他们想或许你来找我谈谈，有可能让你重新获得希望？（是的，他们告诉我你帮助了一些和我类似的人。）

你为什么觉得他们认为并希望我能够帮助你，而他们自己不能呢？（我并不认为他们清楚自己到底在做什么，我实在受不了他们不停地电击我的做法。）

简——汤姆的妻子，他们已经结婚40多年了——你也受不了他们电击汤姆的做法吗？（是的，我受不了，快疯了。但是我很高兴我们能来这里，因为我姐姐的侄女告诉她，你的做法是不一样的。）

汤姆，对于你能够战胜缺乏成就感的无聊感觉，你觉得简是否有信心？（她有信心。）

简最近是否做了些什么来帮助你去相信自己有上述的能力呢？（简总是说我会好起来的，而且她也告诉其他人我会好起来的——

但是我自己不知道怎么做。）

你生命中有哪些人，如果他们对你注入一些希望和信心的话，会帮助你去击败那种无聊的感觉？（嗯，我认为有很多人。）

你能否说一些能让你觉得有希望的人的名字呢？（好吧，我的孩子们，邻居，还有什么人呢，简和职业治疗师。）

你觉得这些人是否能看到或记着你的某些特点，而这些特点最近都被你自己给忘记了？（电击让我变得健忘，或许他们可以告诉你一两个吧。）

汤姆，你曾经担任着很多角色——男人、丈夫、父亲、老板、朋友、职员、园丁，这些都是你曾经着迷的职业，但目前你似乎什么也不做。（或许吧，但是他们还在那里——只不过好像被隐藏起来了。）[1]

正是通过一系列的提问，我们才得以拨开医院所下的定论和各种各样的问题，努力找到一些能用来描述汤姆的可能性和断裂之处（Discontinuity）。我、汤姆和简之间展开了一场治疗性的重写对话，我们谈论了医院的治疗，打破了医院给汤姆下的结论。我们抛弃了医院里医生的专业知识，我们放大了其他的局内人知识被采纳、重视、重述和表现的程度（比如，汤姆和简以及其他家庭成员的知识）。

通过我们的面谈，汤姆和简开始重新用那些当时当地的、文化的、社会的知识来描述自身，他们曾经因为各种问题、医生的专业知识以及针对退休人员的文化论调而遗忘了这些。在他们的导引下，

---

[1]读者可能会想，在这一系列质疑问题的追问下，没有东西被外化。事实上，有时候，在整个叙事治疗的疗程中，治疗师都没有使用（惯常使用的）关系外化的对话。

我看到了即使在最专制的情况下，颠覆性的反应是如何有可能发生的。我们的对话提供了反抗和转变的形式，这是具有历史意义的过程。我们分析和质疑各种讲述，找到叙述的线索来讨论以下话题，如退休、电击治疗、男人的身份认同、精神医学、为人父以及各种关系。

福柯强调说，权力关系从来不是无缝的，它会衍生出具有新形式的文化、主体性以及用于转变的新机会。福柯说，只要有权力的地方，就会有反抗（Dreyfus & Rabinow，1983）。处于边缘的价值观、风格和知识也在不断地发展和聚集着力量，它们总是不断地渗透和重建着那些知识的统治形式以及持有这些知识的机构。

当我们（汤姆、简、我自己以及其他人）仔细审查那些主流的／规范的范本似的讲述时，我们就会越加反对那些普通的、想当然的、长期存在的本质。当我们不再以专业的治疗方式来看待患有抑郁症住院的已退休的汤姆时，汤姆也就越发能够从那些被他自己遗忘的自我中返回正常的生活，突然退休带来的"震惊"和随后出现的无聊（他从 13 岁起就一直在工作），以及强烈的失去成就感的感受，这些都让他忘记了那些自我。

汤姆的重新发现（rediscovery）[1]，至少部分得益于质疑性的叙事访谈以及用于治疗的、有 30 个人参与的写信活动（关于写信活动参见第 4 章）。正是通过一系列的提问，我们才得以拨开医院

---

[1] 重新发现是我从温哥华反贪食症／厌食症联盟学到的一个词汇。通过使用类似的词汇，联盟的成员尝试着重新建立自己的语言系统，他们不想使用康复（recovery）这样的词，他们想要更少心理负担、更清晰地表达他们情况的词，比如重新发现（rediscovery）。

所下的定论，找到一些讲述汤姆的其他可能性和断裂之处。

正如前面提到的，我、汤姆和简之间展开了一场治疗性的重写对话，我们谈论了医院的治疗，打破了医院给汤姆下的结论。我们抛弃了医院里医生的专业知识，增大了其他知识被采纳和执行的程度。

汤姆离开精神病院6个月后的某一天，他给我带来了一份礼物，送给开展叙事疗法的温哥华学校。礼物是他亲自设计的，一幅素描画上写着"负面的观念只会让人记住负面的事件"。汤姆继续种着他的传家宝西红柿，除此之外，他还开垦了一小块辣椒花园。

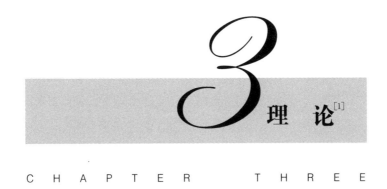

理 论[1]

CHAPTER THREE

权力和知识是直接相互连带的；不相应地建构一种知识领域就不可能有权力关系，不同时预设和建构权力关系就不会有任何知识。

——米歇尔·福柯（《规则与惩罚：监狱的诞生》）

生命的多重故事

艾普斯顿和怀特采纳了后结构主义的理论视角，他们提出，生命的复杂性以及生命是如何被体验的，这些都是受我们如何来表达和讲述故事影响的。故事由围绕我们的、占主导地位的文化情境所塑造；一些故事代表着我们在生活中所长期拥有的身份，而其他一些（治疗中更为期待的）故事虽然也有关我们是谁（我们可能成为谁），但经常被抑制、被排挤到我们所记忆的体验的边缘（Madigan，1992，2008）。但是，无论我们讲述的或者没有讲述的故事是什么，它们都在我们生活中发生、上演，有能力去抑制或者解放我们的生命（Epston，2009；Parker，2008；Turner，1986；White，1995a，2002）。

围绕生命的多重版本（故事或者问题故事意味着什么）概念，艾普斯顿和怀特组织起他们的治疗实践。这种治疗概念让他们得以看到人或问题的灵性性，不再把人或问题看成是固定的、僵化的，或者用单一描述、单一理论、单一标签就能涵盖的（Epston &

White，1990；White，2002）。有关人及问题的多重考虑让他们能够重新思考，不同意对一个人进行单一的、概括性的故事讲述。[1]

艾普斯顿和怀特的叙事疗法对人和／或问题的定义是弹性的，对于他或她是什么提供了多重的解释——允许当事人和治疗师有可能从各种竞争的视角（Madigan，1996；Madigan & Epston，1995；White，2005）去修订、整合和回忆一个故事（McCarthy，个人通信，1998；Meyerhoff，1986；White，1979）。在关系的重写（re-authoring）对话中，我们相信变化就发生在了叙事疗法中（Dickerson & Zimmerman，1996）。

艾普斯顿和怀特认为生命的多重版本也包括新近修订的重新讲述，关于一个人或者一个团体的过去、现在和将来（Denborough，2008）。比如，在1974年，数以百万计的美国人在一夜之间就被认定为是健康正常的了，因为同性恋这一类目已从美国精神医学学会颁布的《精神疾病诊断与统计手册》中去除。当时，美国精神医学学会因为宣布同性恋不再作为精神疾病而上了报纸的头版头条。决定的缘起是同性恋权益的争取者在协会召开年会时进行了示威游行。对于是否要从手册中去除这一类目，精神医学学会于1974年组织了一场投票，有5 854名成员赞成，3 810名成员反对。

从叙事疗法的视角来看，投票决定同性恋是否属于精神疾病的做法不仅是荒谬的，而且毋庸置疑也是高度不科学的和具有政治意

---

[1]对于来访者，常见的、单一的故事线，例如过分介入的妈妈、漠不关心的男人、沮丧的移民劳工、厌食症女孩、抑郁的单亲父母、反抗的青少年，任何普通的、约定俗成的描述都会限制住故事的类别和／或关联性。

味的（J. Tilsen，个人通信，2006）。叙事治疗师认为以投票的方式来决定同性恋的身份认同是一个典型的例证，这一例证说明，让处于权力位置的专业人士给他人的精神健康状态作出武断的判定是多么不合逻辑（Caplan, 1995; Nylund, Tilsen & Grieves, 2007）。而且，这些身份认同是同性恋的人，他们曾经被精神病学、宗教界、法律界等领域的专业人士看作患有疾病或者在道德上是罪恶的，而拥有权力的政治只要大笔一挥，他们就（被美国精神医学学会）从健康／不健康的二选一的一端跳到了另一端（尽管在很多宗教机构和法律仲裁机构的眼中，他们仍然不纯洁也不合法）。

这一运动的政治特点很好地说明了对于健康／不健康身份的心理判定都是精神健康领域任意的设定。精神病学的政治特点也展现了一些心理判定的决策过程是随意而肤浅的。

看了上述这段心理学历史之后，我们或许还可以转向其他被发明出来的病理学范畴。比如，我们可以质疑经过哪些机构又经历怎样的过程，所谓健康的人被假定为不健康的或者非"正常的"社会成员（Nylund & Corsiglia, 1993，1994，1996）。要解开这一疑问，我们就要去看一个人身份的合法性依赖于是谁在讲述故事，是从哪种道德信仰的角度来讲述故事，依赖何种权威讲述故事。结论是，我们意识到，所有被讲述出来的故事，其地位并非是平等的。给当事人提供建议或给当事人贴标签（通过这一过程来决定谁是正常的，谁是不正常的）的权力，源自于某种不被质疑的权威和特权，而这种权威和特权正是由专业人士以及那些寻求专业人士帮助的人所共同赋予的。

从一开始，叙事疗法就探究故事讲述权利的问题，并且研究这一权利对于我们为了应对问题而构建生命支持系统所造成的影响（M.White，个人通信，1990）。举例来说，一名单亲的移民妈妈最近告诉我她的故事。全科医生给她做了15分钟的身体检查后，告诉她是"抑郁"患者。尽管医生作出的这一心理诊断对她而言是一个令人震惊的消息，但是她还是遵从了这位为文化所认可的医学／心理学专家的意见，并且购买了医生处方中所开具的选择性血清再吸收抑制剂药物。有权力的医学机构的政治介入，让她开始质疑原有的自我认识（健康的、功能良好的）。当我询问她现在是如何看待自身时，她的回答是她表现得越来越像一个抑郁症患者。

通过复制医生把她视为抑郁症患者的观点（变成了有关她是谁的全部解释），这位女士开始怀疑她原有的身份认同：在所属的文化群体中的领导身份、家族中的幸存者、爱孩子的妈妈和雇主心目中有能力的员工。不幸的是，这些被社会所证明的故事版本在诊疗过程中没有机会进行清楚地表达，医生15分钟的诊断总是问题聚焦式的，只会针对抑郁症进行相关访谈。

家庭医生没有考虑到这位女士人格中所存在的交互性（intersectionality）[1]——在脱离实际情况的抑郁范畴之外的人格特点，抑郁与个体的关系并没有得到很好的研究。将这位女士的体验

---

[1] 交互性是社会学理论，调查由社会和文化建构起来的、不同的歧视范畴，如何在不同的层面上同时进行互动，导致系统性的社会不平等。交互社会学认为，社会中经典的压迫模型，比如种族／民族、性别、国籍、宗教、性取向、阶级或者残障，不是独立地相互影响，相反，压迫的形式是相互关联的，压迫的系统反映了多种形式的歧视的交集。

定义为抑郁，用专业人士讲述的故事来描述她的全部，这并不能解释其他相关的、情境的问题，比如性别、种族、性、阶层，等等。对于叙事治疗师来说，这类去情境的治疗性访谈可以被视为不道德的。

重写对话

心理学家杰罗姆·布鲁纳[1]（Jerome Bruner，1990）曾说，在我们选择性地表达故事时，在占主导地位的故事之外总还有被忽视的感受和鲜活的体验。叙事疗法借助于文本类比（text analogy），人们关于生命所讲述的或所相信的故事决定了他们赋予生命何种意义。因此，我们只会把故事中被认为有意义的部分表达出来。比如，同样是在驾照考试中获得80%正确率，在赞赏的故事版本中，我们说自己记住了很多知识，因而得到了80%的正确率，相反，也可以解释成因为自己忘记了部分知识，从而没有拿到满分——两种描述以及两种描述的讲述过程带来两种不同的体验。

艾普斯顿和怀特非常倚重文本类比（J. Bruner，1990），以此来和治疗中的当事人开启重写对话[2]。重写对话既是叙事疗法哲学根基的重要部分，也是实践的关键。艾普斯顿和怀特发现，当人

---

[1] 布鲁纳认为思维有两种基本模式：叙事模式和逻辑—科学模式。在叙事模式中，心智参与到序列、行动导向和细节驱动的思维中。在逻辑—科学模式中，心智超越特殊性以获得系统的、范畴式的认知。在前者中，思维采用的形式是故事和"扣人心弦的戏剧"。

[2] 文本类比认为意义来源于我们对自身体验的讲述，是当事人讲述的故事决定了他们生活的意义。

们讲述的（或者卷入的）故事并不能完全代表他们所有的体验时，当人们体验到的许多重要部分都和占主导地位的叙事相冲突时，这些人往往就倾向于通过咨询来寻求帮助（D. Epston，个人通信，1991）。他们发现，通过外化问题，治疗过程可以帮助人们从充满问题的故事讲述中分离出来。人们就可能发现之前被忽视的一部分体验（和占主导地位的故事相冲突的）。

艾普斯顿和怀特同时还发现，重写对话邀请人们做那些他们经常做的事情，也就是按照时间顺序来连接起生命中的事件——根据一个主题或者特定的情节（J. Bruner，1990）。正是在讲述 / 表演故事的活动中，人们得到了治疗师的帮助，开始发现更多生命中被忽视的事件，这在叙事疗法中被称作独特结果[1]（Unique Outcomes，Goffman，1961）。人们被鼓励去捕捉这些独特结果，并将其融入替代性的故事线索中，这被称作独特解释（unique accounts）。比如，当汤姆（本书第 2 章提到的案例）第一次治疗时，他最先传达出的关于他自己的版本是一个"失败"的人。仅仅经过简单的叙事提问后，他就开始重新讲述自己，讲述出他在生活各个方面的故事，比如他也是令人骄傲的父亲，公正的老板，能干的园丁，等等。当他仅仅被描述成一个需要住院的慢性病患者时，这种概括性的描述其实抑制了其他很多层面的故事。

怀特和艾普斯顿（1990）感到独特结果提供了重写对话的开

---

[1] 独特结果经常被称为例外（exceptions）。对独特结果的独特解释，经常被称为替代故事或者支线故事线索。

启点，突破了被讲述的充满问题的故事所造成的限制。独特结果使得我们能够找到一个切入点来触碰生命的替代性故事。在治疗性对话的开始，当事人开始看到这些替代性故事的存在，这些替代性故事痕迹模糊、充满了裂缝而且并没有得到清晰的命名。随着对话的展开，治疗师在逐渐浮现出来的支线故事的周围建构起一个脚手架（M.White，个人通信，1991）。

当独特结果被识别出来之后，叙事疗法的对话就把它们编织进替代性故事的情节之中，体现着当事人的另一种生活体验。独特结果通过独特解释得以被说明和阐释，叙事治疗师通过提出一系列的问题来产生、定位和复活（那些被期待的）替代性故事，充实了来访者独特结果的故事，也赋予了故事更多的意义（White，1988/1999）。

怀特和艾普斯顿引入提问题的方式来调查故事的新近发展具有何种意义，无论是对于当事人还是他或她的各种关系（占主导地位的问题故事之外还有许多故事，这些故事由当事人、其家庭成员或者专业人士讲述出来）。这时，治疗性对话的重点就是要给予替代性故事更多的描述（Geertz，1983）并且把这些替代性故事编织到当事人的生命之中。

许多问题被提出来，目的在于能够引出被怀特和艾普斯顿称作为独特的重新描述（unique redescription）的问题[1]，独特的重新描述的问题是为了了解新的发展反映出当事人及其各种关系的哪些

---

[1] 详见第4章独特的重新描述的问题。

方面。问题还包括调查情节线索以发现和故事有关的各种独特的结果、独特的解释、独特的可能性和独特的传播，同时还包括支持新衍生出的故事的各种有关体验的体验、倾向性和历史定位（我会在第 4 章继续探讨这一问题）。

怀特和艾普斯顿设计了叙事疗法中重写对话的许多方式，目的就在于能够让当事人重新获得能量去理解（a）生活中正在发生的是什么，（b）生活中已经发生的是什么，（c）它们是如何发生的，（d）它们可能意味着什么。通过这种方式，治疗的对话鼓励戏剧性地重新卷入到生命和历史中，给人们提供选择，使得他们能够完全沉浸于自己的人生和自己的各种关系之中。

怀特和艾普斯顿构建起以下两者之间的相关性，即重写对话所需的技巧类似于创作出具有文学价值的文本的技巧[1]。在很多情况下，具有文学价值的文本能够激发出（读者）戏剧性地卷入很多自己的生活体验。正是在这种戏剧性的卷入过程中，不同线索的故事之间的鸿沟被填补，当事人将故事采纳进来变成自身体验的故事。

使用那些能创造出具有文学价值的文本的技巧之后，怀特和艾普斯顿就可以让当事人意识到并且去填补不同体验蓝图之间的鸿沟（Epston，1998）。叙事疗法的问题并不想分析出轻率的结论，即有关主体的没有新意的和过于熟悉的结果[2]；叙事疗法的问题也

---

[1] 怀特与艾普斯顿的图书《叙事治疗的力量》（*Narrative Means to Therapeutic Ends*），最早出版于 1990 年，关于如何在叙事治疗中使用一些文学方法。

[2] 叙事治疗师总会感兴趣的是在治疗中与当事人展开新的、奇特的对话。其中就涉及新的重述故事，在当事人和治疗师对当事人、对问题作出评判之前，治疗师不要鹦鹉学舌般地重复之前讲过很多次的内容。

不能为倦怠所影响，要找出之前所不熟悉的结果[1]。

随着重写对话的不断展开，他们创设条件让当事人有可能步入生命行动蓝图中较近的未来（Epston & Roth，1995）。问题被引入去鼓励当事人（a）提出有关行动的新的建议，（b）解释出适合这些行动的环境，（c）预测这些提议的结果。

怀特和艾普斯顿发现，人们对于问题的回应总是倾向于概括出一种身份认同，概括总结的方式就是利用那些我们已经知道的结构主义的身份认同的范畴——需要、动机、属性、特质、力量、不足、资源、属性、特点、动力，等等。结构主义的身份认同概括给生活的延展提供的是一成不变的基础。当叙事疗法的对话不断展开后，当事人就有机会从非结构主义的身份认同的范畴来找到自己的身份认同——意图和目的、价值和信念、希望、梦想和愿景，对于生活方式的承诺等（M.White，个人通信，1992，Adelaide South Australia）。

在当事人发展出非结构主义的身份认同后，他们就有机会逐渐地把自身和问题的生活拉开距离，正是透过这个距离，他们才看到事情是如何发展的（D. Epston，个人通信，2009）。也正是透过这个距离，他们才发现自己有机会重新卷入属于自己的生活中，并开始进一步掌控和存在于自己的生活中。[2]

---

[1] 和掌握任何其他技巧一样，咨询师如果想要提升自己表述各种脚手架式问题的能力，也需要在实践中获得，我们需要的是不断去实践。

[2] 本节中的一些内容来自怀特于 2005 年 9 月 21 日工作坊笔记，来自网址 http://www. dulwichcentre.com.au/michael–white–workshop–notes.pdf，版权属于德威中心，经许可转载。

描述的两种模式

美国心理学家杰罗姆·布鲁纳（Jerome Bruner[1]，1986，1990）曾写道，在社会科学中有两种对立的思维模式：一种是逻辑—科学的思维，一种是叙事模式的思维。他认为这两种思维模式具有两种不同的认知功能，两种思维模式提供了两种独特的方式来整理经验和建构实在。布鲁纳相信一个好的故事和一个严谨的论点在本质上是不同的，但都可以作为令人信服的手段。不过，它们证明的结论却是功能不同的：论点证实了一个东西的正确性，而故事却让人感到逼真。一个是诉诸程序来最终建立起规范的和实证的真理，而另一个的目的却不在于真理，而是为了建构逼真的世界（J. Bruner，1986，第11页）。

哲学家保罗·利科（Paul Ricoeur，1984）认为叙事的基础是人想要讲述故事的状态。布鲁纳（1986）沿着他的思路进一步提出，这里还有某种"无意之间"卷入的实证主义科学的逻辑。他在书中写道，人们接受的学科训练让他们总是朝着前提、结论和观察引领他们的方向去思考，但是因此忽视了某些互动过程中所产生的隐秘的特点。布鲁纳（1990）提出，叙事模式中存在着想象的应用，因此能把握故事中扣人心弦的戏剧成分，也能把握"人或者类似人

---

[1]尽管布鲁纳是认知—行为治疗的奠基者之一，但是他后期的思想却更多地转向叙事的模式。布鲁纳认为认知的革命，以及将心灵比作"信息处理器"的做法，已经使心理学远离了它更为深远的目的，即不再把心灵作为创造意义的所在。他认为，只有打破将心灵类比为计算模式的限制后，我们才能够把握心智如何构建文化以及文化如何构建心智的特殊互动。布鲁纳的思想对艾普斯顿和怀特叙事治疗的发展有着巨大的影响。

（human-like）的意图与行为，以及标志着这一过程的变迁与结果"
（第 13 页）。

在科学的从业人群内，或者在很多社会科学的从业人群内，
只有逻辑—科学的思维模式才是合法的。这一范式所根据的信念是
"在理性假设引导下的实证发现，要找到普适的真理而不是真值条
件（truth conditions）"（J. Bruner，1990，第 14 页）。

这一信念，也体现在西方心理学对于主体概念的理解，即什么
是主体以及主体由什么构成（Sampson，1989）。

在心理学科学中，人被看作是自足（self-contained）的个体，
而自足的个体是可以经由实证进行研究的，因此，有关个体"本质"
的规律也可以被创造、表决和普及。各种技术和分类可以落实到位，
用于找到随着时间变迁但仍能与精神卫生保持一致的理论模式（K.
Tomm，个人通信，1996；Caplan，1991）。

人的文本身份认同（textual identity）

通过文本类比，经常也被称为叙事隐喻（narrative metaphor）（E.
M. Bruner 1986； J.Bruner，1991； White & Epston，1990），社会
"科学家"意识到他们不可能获得有关世界的、直接的知识。相反，
他们提出了一个没有那么固定和刻板的想法，即人们是通过他们对
于生活体验的故事来了解生命的（J. Bruner，1986，1990；Geertz，

1973，1976；Myerhoff，1982；Turner，1974，1986）。关于一段时间里的生命的故事，是通过一套语言规则或者"游戏"（Wittgenstein，1953，1960）而表演的（Turner，1981）。一个人的叙事的话语——话语被社会政治文化情境所塑造并讲述出来——最终决定了赋予体验何种意义[1]（Butler，1997；Said，2003；Spivak，1996）。

文本身份认同这一概念[2]的提出，促使治疗发生了转变，自我不再是用来描述某个客体的一个词汇，而是用于描述在不断变化的社会交往中所塑造的自我。文本身份认同反对以下观点：

- 自我是与原始冲动相对立的，指的是内在的、深层的资源财富；

- 自我的观念远离宇宙和环境，试图将对于未知的理性理解力（科学探索）以及强烈的情感依恋（浪漫的爱）相统一；

- 自我的含义就是同一的、可知的、永久的身份认同（人本主义），是被培养或限制的，是可以被了解、测量和指导的；

- 对于自我的治疗，主要关注于发现历史的（如心理分析）的或者环境的（如行为主义，系统）真理，并且依据这些真理去引导自我朝新的方向发展。

怀特和艾普斯顿的治疗思路，从对文本的解释转向解释者的解

---

[1] 爱德华·M. 布鲁纳（Edward M. Bruner，1986）认为话语和表演之间有递归式的、反思性的关系；他曾提到，"参与者必须对自己的真实性有自信，这是文化被表演的原因，总结式的结论还不够，必须被扮演。故事在表演中获得转化"（第25页）。

[2] 格根（1991）质疑如下的观点，即我们为什么总是想要在头脑中找寻文本的起源。他说，"如果说我们对文本的理解，是需要参与性地了解各种文化中现有的习俗，那么为什么写作（说话）不是类似的过程——参与一种语言的游戏呢？写作或者说话并不是表达内在的世界，而是借用人们写和说的内容，并由另一个听众再生产的东西"（K.Gergen，1991，第105页）。

释技巧。这一转向提供了另一种治疗的立场：所有假设了意义的陈述都是解释性的。他们写道，"社会科学家开始对文本类比感兴趣，因为他们发现，尽管一个个行为发生了，但是经过一段时间之后，留下的只是人们赋予行为的意义"（White & Epston，1990，第9页）。

为了更好地说明这一观念，怀特和艾普斯顿开始提出文本类比，将人与人之间的互动比作读者和特定文本的互动。这一类比可以帮助我们理解生命的演化以及阅读和写作文本之间的关系，每一次新的阅读，都是对文本进行一次新的解释，也是对文本的一次新的写作。

一个人的文本身份／认同也证明了如下观点，所有关于意义的言说都是植根于特定文化话语的解释，所有的治疗建构（therapeutic construction）也具有文化的特别性（Waldegrave，1990；C.Waldegrave，个人通信，1991）。文学批评家斯坦利·费斯（Stanley Fish，1980）提出，"在文学解释中，正在进行解释的实体（或代理），带着目的和关切，通过其具体的操作，决定了哪些被观察到的事实是有价值的"（第8页）。正因为是解释的行为，所以，所有关于人和问题的确定和真理都被解构了。比如，有研究称《精神疾病诊断与统计手册》的信度低，两名咨询师很可能给同一名当事人贴上不同的标签（所属类别甚至都相差很大）（Breggin，1994a；Caplan，1995）。因此，上述有关《精神疾病诊断与统计手册》的信度研究证明了我们的说法，即治疗师对于当事人的观察，是根据两位治疗师各自不同的解释。

怀特和艾普斯顿（1990）写道，"我们使用的类比决定了我们对世界的审视：我们对于事件提出的问题，我们建构的实在……它们决定了我们从世界中提取出的差异"（第5页）。他们的立场支持了德里达关于先在经验的提法以及麦迪根（1991a）关于解释者的解释策略观点。这些掩盖了治疗师对来访者所采用的专业性的态度，里面包含着什么／哪类类比、预设、限制、文化知识和其他历史性的信念，包含影响治疗师的各种体制性的观念，包含所有这些因素对于当事人生活的影响，以及对治疗中的关系和问题的理解。

米歇尔·福柯

如果想要初步理解有关叙事疗法的理论知识，哪怕只是简要阅读一些福柯的观点，结果都会受益匪浅[1]。怀特和艾普斯顿借用、改造和细化了很多福柯的观点，并以此作为叙事疗法的理念与实践之基础（Madigan，1992；White，2005；White & Epston，1990；Winslade，Crocket，Epston & Monk，1996）。

福柯既是位历史学家，也是位哲学家，他以这两重身份进行写作[2]，他反对政治的和科学的理论所进行的系统化和普遍化的

---

[1] 我遇到的首个强调福柯作品的叙事治疗师是艾普斯顿，1983年9月24日，在澳大利亚布里斯班市所召开的澳大利亚家庭治疗会议上，他进行了相关主题的演讲。
[2] 很多社会科学的专业都会研究福柯的作品，并认为福柯是后结构主义潮流中最具领导性的知识分子。

操作，认为这种操作让人（主体）变成了物（客体）。他指出，话语如果是用来论证某种观点具有权威性的话，那么这就是社会控制的话语。福柯所写作的大量著作都旨在解构很多由文化建构起来的话语和表征，在我们以个体／公民构成的社会中，我们也常以这些话语和表征来看待正常与不正常（Foucault，1989，1994b；Harstock，1990；Madigan & Law，1998；Parker，2008）。

　　福柯感兴趣的是，特定的机构如何引入实践和结构，又如何在科学的、心理学的、宗教的、道德的规范中建立起特别的信念（Foucault，1997）。他研究了包括精神病院、监狱、诊所在内的许多机构，反对当时的"精神卫生学"，因为当时的精神卫生学在处理有关性、性别、犯罪和精神疾病的分类问题时，都支持了主流机构所持有的观点。福柯找到了一个有关话语和话语表征的历史链条，不仅处理了主体问题，而且还涉及知识和权力关系的实践。换句话说，他的目的是想开创一个新的看待历史的视角，即在西方文化中，人被客体化为了主体（Foucault，1984a）。

分离实践（dividing practice）

　　福柯把主体客体化的第一种方式称作分离实践（Foucault，1965，1977）。分离实践是社会的也是空间的：称其为社会的，是因为表现出不同的、特定的社会群体，其中的人们会经受某种形式的客体化；称其为空间的，意思是，　一旦差异性被识别出来，个体就会遭受隔离，与社会群体分开。分离实践的事实过程得到了来自科学（或伪科学）的辩护，而社会群体赋予了科学这种权力。在社会客体化和分类的过程中，人被给予了社会和个体两方面的身份／认同。历史上曾经存在过的（处于孤岛等地）麻风病人收容所就是分离实践的例证。

福柯在研究中调查了大量历史上的实例，在这些实例中，特定的人被政府视为不正常，遭受空间的、社会的隔离。其中就有 1656 年建立的法国"巴黎总医院"，在这里曾经关押了大量的穷人、精神失常者以及流浪汉。

福柯认为，从那时起，精神疾病的分类以及与之相关的医学诊治，就影响了 19 世纪早期的法国，同时也促进了现代精神病学的兴起，精神病学在 19 世纪和 20 世纪开始渗透入门诊、医院和监狱系统。现代欧洲对"性偏差行为"歧视、医疗和程序化的处理措施也是从这时开始的，另外，这也塑造了现代模式的生活、法律和政策制定（Foucault，1965，1973，1979）。分离实践在当今社会中存在的例证，也包括对于一些边缘群体的客体化、隔离和强迫其集中居住（Hardy，2004），这些边缘群体包括少数民族、残障人士以及艾滋病患者。

科学分类

福柯（1983）指出，把人变成客体化的主体的第二种方式就是科学分类（scientific classification）。福柯对科学分类的界定是，把身体变成物，比如，用精神病学的诊断测试来进行分类。《精神疾病诊断与统计手册》作为一种分类的方法，有其背后的一套话语，而这套话语被生产出来并被赋予了"科学"的地位（Foucault，1983）。

福柯指出，在不同的历史时期，关于人类社会生活的科学"普遍知识"（scientific universals）被给予了特权。通过被赋予的权力，特定的科学分类又分别指明不同的社会规范（Foucault，1984b）。于是，社会性地产生了有关人格正常与不正常的区别和分类，并且在被福柯称为总体化技术（totalization techniques，文化性地产生了有关人格的分类，Foucault，1983）的作用下，这种普遍的分类得以维系。对于何为"正常的雇工"或者是福柯（1983）提到的"劳动的主体"，这都是社会进行细化的例证。另一例证就是，时至今日人们还在争论异性恋者的特权，只有异性恋者才被政府认可有权获得法律许可的婚姻（Simon，1995；Tilsen & Nylund，2009）。

另一种分类的方法是生命的记录（documentation），通过发明各种档案（比如，医学、保险、公司和学校的档案），这一方法变得可行。档案使得个体被"捕捉到"并且通过写档案而被固定在时间里，档案可被用于收集整理后进行统计并校正规范。档案还可以帮助人们去建构有关人的统一而普遍的知识体系。将真正的生活变为写出来的东西，这被福柯看作社会控制的一种机制。

主体化

　　福柯（1983）提出的客体化的第三种方式，是分析人将自身变成主体的实践。他把第三种方式称为主体化（subjectification）。主体客体化的过程与前两种客体化的方式截然不同，在第三种方式中，个体处于更加被动和受控制的地位。

　　福柯认为主体化实践包括自我形成的过程，或者说个体在身份／认同中是主动的。他首先关心的是分离那些技术，人们通过它们主动地开始了自我形成的过程。在福柯看来，主体化将文化话语进行内化（参考 Madigan 2003，2004，2007），在一系列社会规范的引导下进行自我控制的行为。他认为，人们根据他们对文化规范体系的解读来调节和引导自己的行为，他们同时也会寻求外在的权威人物的进一步引导，比如宗教领袖或者精神分析治疗师（Foucault，1983，1994b）。但无论这些建议或解释多有帮助性，他都坚持认为这些不过是主流文化话语所塑造的产物。

　　福柯还提出，自我形成是表演性的（performative）。表演性的自我形成有着悠久而复杂的历史，是人对自身身体、观念和行为进行多重操作的结果（Foucault，1980；Turner，1969，1986）。

这些操作包括：通过自我监视（self-surveillance）展开的自我理解（Madigan，2007）以及主动将文化话语进行内化，而这些文化话语是由主流的外在社会规范所调节的（Foucault，1980，1983；Madigan，2004，2007，2009）。福柯的立场表明，人的任何行为都不可能置身于文化之外。

福柯详述了 17 世纪哲学家杰里米·边沁（Jeremy Bentham）提出的圆形监狱（Panopticon）[1][2]建筑，他认为，圆形监狱的例子很好地证明了政府通过主体的自我控制来控制主体（Foucault，1979；O'Farrell，2005）。在这里，圆形监狱在结构和功能方面所起的作用是——外在文化的（规范的）凝视，主体将此内化并希望自己的行为能够符合权力文化的期望（Prado，1995）。

自我监视的表演（自我根据已有的社会规范来调控自我，参考Madigan，2004），可以被解释为对自我进行审视、调控和判断的表演（Foucault，1965，1979）[3]。对自我的调控，对自我的偷听，源于自我总仿佛在不断和一位处于自我之外的观众进行对话。我们想象或者再创造出一种想法，即认为总有他人在看、调控和判断我

---

[1]圆形监狱是英国哲学家和社会学家边沁在 1785 年设计的。设计的理念是让观察者能够观察到所有的犯人，而犯人却无法确定他们是否受到监视。边沁把圆形监狱描述为"一种新的监视形式，其力量之大是前所未见的"。

[2]监狱是一个圆环状的建筑，中央有一个塔楼，上面开很大的观察窗面对圆环的内侧，四周是一系列按层次划分的牢房。每个牢房中有两个窗户：一个让光线照进来，另一个面对塔楼，塔楼通过这个大观察窗可以对牢房内部进行监视。于是牢房"变成了一个小剧院，每个演员都是单独的，既被完全个体化了，又是时时可见的"。犯人不仅对监视者来说是可见的，且只为监视者所看见而不与之发生任何接触。任何在恰当的位置上的人都可能操作这种建筑机器，而任何人都可能受其管制。这种建筑如此完善，以致在监视者不存在的情况下其监督机制仍能有效地运作。"犯人看不见监视者是否在塔楼里，因此犯人必须循规蹈矩。如果犯人不能肯定他是被监视的，他就变成了自己的监视者。"边沁声称他的这个发现是一个"哥伦布之蛋"，因为他找到了"意识形态国家机器"们一直寻找的权力技术。——译者注

[3]叙事治疗关于自我监视问题的实践诠释，详见麦迪根，1992，2004，2008。

们（他人也包括我们自己看自己），我们的这种体验也构成和创造了文化的规范（Foucault，1973，1989；Madigan 1996，1997；怀特，1995a）。

以福柯有关主体化的理论为基础，迈克尔·怀特（1997）澄清了人们对于人本主义关于身份／认同的三个错误理解：（a）因为要追求真理，所以要找出有关我们的存在、实质或者人类本质；（b）解放性的叙事希望将自我从压迫中解放出来；（c）有关压迫的假设，指出压迫是如何隐藏了我们的本质并妨碍了我们的自我实现。

权力和知识密不可分

有关主体被客体化的三种方式理论，既指出了福柯的质疑，也塑造了叙事疗法对以往治疗进行批判的基础。归纳起来，这三种方式即：（a）分类、分配和控制；（b）使我们以科学化的方式来理解自身；（c）把自身变为被赋予意义的自我的方式。

和主体的身份／认同紧密相关的一对词语就是知识和权力[1]。福柯始终围绕的一点是，没有所谓的真理，只有对真理的解释。他特别指出那些宣称为普适的真理知识，都是被现代科学化

---

[1] 简而言之，福柯认为人们并不是含蓄地"有"权力；相反，权力是个体参与其中的技术或者行动。

的学科知识所支持的。对此，福柯在 1980 年曾写道：

在借助知识形成权力的过程中，不论是参与者还是主体，我们在做所有事情时都会被判断、被宣判、被分类和被决定，这注定了我们将以何种方式生和死，真正话语的功能，话语承载着特定的权力效果。（第 94 页）

福柯开启了人们对权力和知识之间相互构建关系的关注（Foucault，1980；McHoul & Grace，1993）。他认为，所有的活动都是解释性的，是沉浸于特定文化话语之中的，在其中，主体既被文化话语所创造，同时也创造着文化话语。福柯（1984a）坚持权力和知识的密不可分性，他总是反对那些认为特定知识优于其他知识的人。比如，用药物治疗精神疾病的话语，是因为医药行业的从业者总是在不断地游说，经过一段时间后，药物开始超越谈话治疗成为了主要的治疗方式，而谈话治疗的价值就被忽视了。

福柯认为替代知识（alternative konwledge）对于主流的观念和实践提出了质疑，但是因为替代知识和主流知识之间地位的对立性，替代知识被压制得无法发出声音。福柯把这种处于不对等地位的知识称为地方性知识（local knowledges）。

地方性知识是特别的话语实践（discursive practice），与那些幸存下来并获得上升趋势的文化知识相对立。后者被福柯称作"整体知识（global knowledge）"。地方性知识和整体知识之间有着交替互动的复杂而奇特的关系，正是对这一关系的探讨成为了叙事疗法访谈的最初环节。特定的文化实践所具有的优越性，也使得不同的人群处于不对等的地位，特别是有些人的行为被文化视为"不同"时。这些人构成的群体，可能实践着不同的性倾向或精神倾向或政治信念，等等，被作为不正常而遭到归类和边缘化，与那些被社会认定的正常的人相比，他们因此被剥夺了平等的权力。

认为一种观念或实践优于或支配着另一种观念或实践，其基础是存在所谓"真理"的修辞学立场（Miller, 1993）。福柯（1980）写道：

> 如果没有真理话语的某种经济学在权力中，从权力出发并通过权力运行，也就不能行使权力。我们屈服于权力来进行真理的生产，而且也只能通过真理的生产来使用权力。（第73页）

福柯看待权力的视角不同于传统的视角，人们一直以来都将权力看作负面的（即从上至下的权力形式）。但是，他声称权力不是来自上面的，而是源自下面（主体），正是在下面，文化知识的各种陈述被内化并体现（再现）在每一个社会互动中。因此，尽管有妥协和压迫的情况存在，但人们并不是被动地接受外在的施压。

比如，如果你参加了一个心理学课程或工作坊，环顾教室一周你会发现，大部分人的穿衣风格都是相似的。尽管没有人事前接到任何关于衣着方面的提醒，但是大部分的参与者都不会穿戏服，也没有人穿过于正式的衣服或穿睡衣。他们是怎么知道的呢？教室里的人也都带着相似的手机、iPod、收发邮件的计算机。人们之所以使用这些，是受到来自大众生产领域的工业、经济和社会各因素的影响。

在一个文化话语中，被看作真理的知识实践总是给个体在各个方面设置了标准，认为个体围绕它塑造了自己的生活（Foucault，1984a）。一旦某个个体进入社会话语，特定的文化真理就被认定并且具有特权，从而限制了个体建构和接受替代知识的可能（Breggin & Breggin，1997）。为了参与到真理中，那些不太主流的、不太科学的或者被较少人接受的真理就被抑制了。1991 年 5 月，我和迈克尔·怀特在南澳大利亚的阿德莱德市[1]有过一次对话，我们讨论了权力的关系，他说如果一名治疗师将自己局限于传统的对于权力的分析，那么他就无法看到更多塑造着个体生命与关系的社会力量和结构性的不平等。

在知识的权力实践中无视结构性不平等，对此，我们的历史上有着惨痛的事例，我们的社会曾经给予白种人书写历史的特权，而无视土著人的描述。在北美和欧洲的学校里，学生学到的历史，无论是教科书里面写下的历史，还是视觉看到的影像或是口述的历史，这些都是由胜利者写入主流教材的历史，都是片面的描述（Ken Hardy，主题演讲，治疗性对话会议工作坊[2]，2004，Toronto，Ontario，Canada）。失败者（在战争中失败的人，失去了领地、

---

[1]对话资料的录像参见 http://www.narrativetherapy.tv。
[2]治疗性对话会议工作坊是由耶鲁镇家庭治疗工作室和温哥华叙事治疗学校合作开展的年度活动，地点在加拿大不列颠哥伦比亚省的温哥华，这一工作坊是叙事治疗资源共享的平台，参见网址 http://www.therapeuticconversations.com。

文化和语言的人）对于发生在美洲的历史事件的述说都（直到目前）被压制并从历史的记录中消声（Makungu Akinyela，主题演讲，治疗性对话会议工作坊，2005，Vancouver，British Columbia，Canada）。被从历史中消声所带来的后果是，加拿大和美国境内的第一民族[1]与国家平均数相比，有更高比例的人患有 HIV 和 AIDS、糖尿病、肺结核，也有更高比例的人入狱、自杀、物质滥用等。

当福柯使用真理一词时，他并不是说真的存在所谓的客观实在，而是指那些被赋予了"真理地位"的被构建的观念。这些真理制定着判断正常与否的标准，并且影响着人们如何塑造自己的生活和看待自身（Szasz，2001）。在加拿大，当统计数字显示有更多女性生活在贫穷中时，女性被如何看待和评价的文化故事就被强调了。

真理的权力（power through truth）以及权力的真理（truth through power）所造成的结果就是，对个体进行说明和形成个体，这反过来又促进了权力机制的运行（Parker，1989）。福柯认为，权力的文化建构并不是压制性的（repressive），而是采用一些方式来抑制替代性知识。福柯曾写道，"一个人必须时刻记得，文化并不是由否定、拒绝和排斥机制所构成的全部。它是能够进行有效生产的。就好像它直接在个体之上进行生产"。个体变为顺从的，并且参与表现着意义，这些都促进了整体知识和权力技术的扩张。福柯进一步指出，没有哪种整体知识可以作为真理而被人们普遍地接受。

---

[1] 第一民族（First Nations），是一个加拿大的种族名称，与印地安人（Indian）同义，指的是在现今加拿大境内的北美洲原住民及其子孙，但是不包括因努伊特人和梅提斯人。——译者注

迈克尔·怀特（2002）写过一篇文章，内容是关于个体的失败如何被构建起来的过程（我认为这是他最受赞赏的文章），在这篇文章中，他批评了有关权力的传统观点。他写道，在治疗性的探索情境下考虑权力时，那些有关权力的经典分析总会浮现在我们的头脑中。这些传统的观点为（a）权力的拥有者是特定的个体或者群体，（b）这些特定的个体或者群体为了索取利益而行使权力。在上述描述中，权力被理解为存在于某个被界定清晰的区域内，并由特权阶层由上至下地实施。在功能上来讲，权力基本上是负面的，也就是说，权力用于压抑、压迫、限制、禁止、强加和强迫。这就是人们被动接受的权力，而非人们共同参与实施的权力。在当代，这种对权力的解读也同样可以用于解释系统（"体制"），每一个人都在系统之外。在谈及自己在阶层、种族、经济、社会等方面的位置时，每个人都照例宣称自己在权力的范围之外，不管他们拥有怎样的特权。

怀特（通过深入阅读福柯的作品）开始反对这些有关权力的主流观点，因为他发现，权力的运作依赖于每个人的主动参与，后者是前者的手段（White，个人通信，1991[1]）。尽管权力无处不在且强有力，但是个体被视为唯一可以挑战和颠覆权力运作的力量。在挑战现代权力所塑造的生活方式和习惯时，人们就拒绝了权力的可能条件（White，2005）。

---

[1] 对于更多有关权力关系的对话内容，我曾于1992年对迈克尔·怀特作过专访，详见网址 http://www.narrativetherapy.tv。

话语族群（communitics of discoursc）

如果要列出一个关于生活正确方式和错误方式的清单，那清单肯定是非常冗长的。其中有些观念是限制性的，有些是自由的，有些则是缺乏联系的（Hoakwood，1993）。每一种观念都利用有关人的各种正态分布曲线，将每个个体与曲线进行对比后对个体进行定位，并借此评价和决定个体的价值。我们问自己我们是否在"之中"还是"之外"，或者我们是否"适合"。我们与话语族群之间的复杂关系，以及支持话语的主流西方意识形态，塑造并影响着我们的信念，凭着这些信念，我们认为自己应该怎样生活、不应该怎样生活（Caplan & Cosgrove，2004）。

我们的话语族群（Madigan，1992）是文化的产物。话语族群并不建构于真理之上，而是涉及所有我们构建起来的规则，根据这些规则，我们判断什么是正常以及什么是不正常。各种权力关系的形式调节着社会互动的复杂网络，而在这个复杂网络中，话语族群让社会规范得以规定（Hare-Musin & Maracek，1995；Law & Madigan，1994；Shotter，1989；Shotter & Gergen，1989；Spivac，1996）。

由我们表演出的族群话语并不是毫无特性的实体，因为话语在个体以及制造话语的族群所出现的问题中都有可能出现反常的情况。

比如，身体质量指数（the body mass idex，简称BMI）就是简单的身高和体重的比值，已经取代保险表格成为通用的"健康"体重的度量标准。BMI 的"桩基"最早是由一群医生在 1998 年打下的，导致数百万之前被界定为健康的人突然被重新归为超重的类别。使用这一新的测量表，一个身高 6 英尺的男子如果体重 184 磅就被认为是超重，如果体重 221 磅就被认为是过度肥胖，如果体重 295 磅则患有肥胖症。如果你采用这一 BMI 标准，大部分的北美人到了50 岁之后都过于肥胖。

　　话语族群的另一个案例是，来自各学科的学术人员被"挑选"出来后，一起决定哪些应该被归入《精神疾病诊断与统计手册》，哪些应该从《精神疾病诊断与统计手册》中排除。他们制造出一种占主导地位的话语，这一例子表明小群体的专业团体可以对我们社群造成巨大的话语影响（Breggin，1194a；Caplan，1994）。制定《精神疾病诊断与统计手册》的团体被给予的任务是，找出什么和谁是正常的以及什么和谁是不正常的[1]（Caplan，1991，1995）。在制定的过程中，对一些关于人类生活的固定类别的特殊性，团体成员进行投票。比如，《精神疾病诊断与统计手册》的学会顾问有权力决定是否在今年的手册中列入性欲障碍，是否去除咖啡因相关障碍这一分类。

　　对不同类别的投票票数[2]进行统计，专业团队承担起构建《精神疾病诊断与统计手册》的任务，并且又在他们各自不同的领

---

[1] 负责《精神疾病诊断与统计手册》疾病分类学工作的人员，主要是白种人、男性的、专业人员，是他们决定了哪些行为是健康的，哪些行为是不健康的（Caplan，1995）。
[2]《精神疾病诊断与统计手册》更像政治产物而非科学。列入手册或者从手册中去除的决定靠的是多数票，而不是客观公正的科学数据。

域（比如法律诉讼、精神状态检查、儿童监护权协议）不断对《精神疾病诊断与统计手册》进行复制生产，仿佛《精神疾病诊断与统计手册》已经是既定的事实了。尽管关于《精神疾病诊断与统计手册》的研究不断表明其信度较差，效度也备受争议，但人们还是不断对这一心理学理论进行复制生产。在 2005 年的一次采访中，《精神疾病诊断与统计手册》的设计者罗伯特·斯皮茨（Robert Spitzer）也坦白承认，"如果说我们已经解决了信度的问题，这并不是事实，只能说信度不断得到提高。如果你从一个普通临床医生的角度来看，《精神疾病诊断与统计手册》的确还不够好"（Zur & Nordmarken，2007，第 2 页）。

《精神疾病诊断与统计手册》的例子为我们概述出，话语族群如何发展出被社会普遍建构[1]的信念和真理。总之，知识的内化过程帮助我们知道何时与是否如：爱尔兰摇滚乐队 U2 或者嘻哈音乐还在流行，在交战的国家中应该选择支持哪一方，是否我们可以称他人为病人、当事人或者正常人。占主导地位的族群话语经常被许多宏大叙事所塑造，同时又塑造出更多宏大叙事，比如资本主义、犹太教、基督教和父权制（Pariarchy）[2]（Armstrong，1989；

---

[1] 社会性建构论（social constructionism）与社会性建构主义（social constructivism）是有关知识的社会学理论，研究社会现象是如何在社会情境中发展出来的。在建构主义者看来，社会建构是一个概念和实践，是特定群体的创造物（或者人工产物），社会建构通常被理解为无数人类选择的副产品，而不是从神的意志或者自然推演出来的律法。社会建构主义通常反对本质主义，后者用超历史的本质来定义特定的现象，这些本质独立于意识个体，决定着实在的范畴结构。

[2] 这是指一种男性享有较高地位的文化。地位继嗣、财产继承一般都是从父方追溯。19 世纪的社会理论学家相对母权制提出了父权制，用以研究人类文明的进化过程。例如，德国政治经济学家恩格斯认为父权制是在"希腊英雄时代"代替了母权制。社会进化结构中的父权制和母权制概念不再被人们广泛接受。父权制如今是指男性对最重要的社会、政治经济、文化团体享有主要的支配权。父权制有时与父系社会相关联，但是人类学家和社会学家已经证明父系社会并不是男性占主导地位的必要条件。社会理论学家现在认为所谓的父系社会事实上被其他的社会身份进行了分割。例如，占统治地位的民族、阶级和宗教的女性比占非统治地位的男性享有更高的地位和更大的权力。——译者注

Jameson，1991）。每一种叙事都有它的反对者和追随者，他们质疑或者辩护着观念的合法性。无论是音乐还是政治，无论是国际间、国家内、精神学科还是家庭范围内发生的所有论争，都争执何种话语掌握着真理。

话语族群的构成者是一群有话语权的人的集合。拥有话语影响力的包括弗洛伊德、美国有线新闻网络（CNN）、美国国家公共广播电台（NPR）、八国集团（the G8）、马克思、耶稣、穆罕默德、美国礼来医药公司（Eli Lilly）、迪斯尼、白宫和美国。所有这些都是通过错综复杂的、仪式化的权力游戏而形成，而所有这些被建立起来后都控制着话语。在族群范围内的所有的"知识"，都被看作互相共享和塑造的（Madigan，1996）。于是，我创造着你，你也创造着我；政府塑造了我们，我们也塑造了政府。

毫无例外，我们族群里的所有对话都在我们之前，是我们本身、影响着我们、也有我们的参与。因为我们所使用的语言的结构特点（我们使用名词、动词等），一个人不可能采取修辞学[1]立场，要么说要么不说(Keeney, 1983；Tyler, 1986)。每一代的话语者——从政府的缔造者到新近的话语者，比如美国心理学学会、全国妇女协会、绿色和平组织、朋克音乐家、苹果公司的CEO——他们都尝试引导话语朝向某种特定的方向，当然他们也被话语引导着前进或往复。

---

[1] 强调话语和知识的紧密关系，当代修辞学已经融入了很多哲学和社会科学的理论，而这些理论把话语看作知识产生的中心，话语不再是和知识相冲突的。

福柯（1965，1980）认为，在知识获取的过程中，并没有关于生活的真理，只有修辞伦理学所说的对于真理的解释（Goldstein，1981；Madigan，1992）。福柯宣称我们所有的行动，从吃饭穿衣到工作，都与占主导地位的特定的话语族群相联系，并受其影响（Gutting，1994）。人不可能处在文化和话语的影响之外，一个人对于政治争论或者治疗实践的观察也不可能是中立的（Butler，1997）。如果我们不可能逃离这些话语族群的影响，叙事治疗师就应该探究它们如何影响我们的关系生态系统，这其中涉及人、问题，以及我们的治疗实践（Nylund，2006b）。

叙事疗法认为，无论治疗师在治疗中采用何种话语来作为指导，其立场都不可能是中立的（Shotter，1990a）。我们所采取的治疗立场都是对于文化传统的反应，为政治结构所支持，同时受到心理学和精神病学系统的指导（还受制于其他系统，比如医学、科学和法庭系统等）。已有的体制化语言在各个方面（Bruyn，1990；K.Gergen，1991，2009）都影响着我们的治疗语言。比如，精神病学中已有的流程和专业知识的传统，决定了谁有权利来制定标准，哪些个体有资格被邀请参与查房和案例讨论会，在这些有资格参与的人中，又有谁有发言权，在探讨该如何处理当事人的问题时，治疗师会优先选择哪种心理学理念（Law & Madigan，1994）。

作为治疗师，我们通过不同的渠道接触了大量的、由不同机构生成的治疗模式，我们要从这无数的治疗模式中选择自己的立场，而我们又被要求必须对自己的选择负完全的责任。

　　不同治疗对话中所涉及的话语，可以被看作意识形态的东西，它们塑造并影响着治疗师的实践视野和智慧[1]（Bakhtin，1986；Freedman & Coombs，1996；Madigan，1991a）。

文本话语（textual discourse）

　　族群（community）会给心理治疗的方方面面造成影响，比如会影响到我们在治疗中所采用的理论、提出的问题、会面情形以及构建我们说什么的方式，病例记录让治疗师不用去考虑治疗的决定是孤立或单独的。相反，我们在治疗中的实践和写下的记录都由无数对话所塑造，而这些对话就发生在大量文化和反文化的学习和传统之中。从叙事疗法的角度来看，治疗实践被认为是文本[2][3]话语[4]的一种。

---

　　[1]如果治疗师没有关注和意识到族群在治疗中的影响或者对于问题的建构，那么艾普斯顿和怀特在叙事治疗工作中所开拓出社会政治学的和文化的突破性工作，就被忽视了。

　　[2]罗兰·巴特（Roland Barthes，Madigan，1991a）认为文化和它的文本是永远不能在既定的形式和传统中去接受的。

　　[3]罗兰·巴特认为，文本不再作为产品而被视为生成过程，也就是一种实践。文本就是动态的生成过程。巴特将文本比作编织加以形象地说明，正如他所说的，"文（Text）的意思是织物（Tissue）；不过迄今为止我们总是将此织物视作产品，视作已然织就的面纱，在其背后，忽隐忽露地闪现着意义（真理）。如今我们以这织物来强调生成观念，也就是说，在不停的编织之中，文被织出来，被加工出来；主体隐没于这织物——这纹理内，自我消融了，一如蜘蛛叠化于蛛网这极富创造性的分泌物内"。用"编织"比作文本，强调的是其动态变化的过程。这里暗合两层意思：其一，编织的无规律，即文本不再走向"确定性结构"和"规则"，而是不确定的、多元化的，这就是一种能产性；其二，编织不是一种单一的活动，是多元的活动，即文本是复数的。——译者注

　　[4]我对此的理解是，只有在情境中被激活时，文本才有意义。文本的激活过程，是文本在情境中的使用，我们称之为话语。文本的情景化是读者（在口头交流的情境中，就是听众）对于作者（说话者）提供信息的重新建构，也就是说，他或者她沟通性的行为或者话语。

比如，在治疗中遇到土著居民，他或她认为自己是"没有价值的"，传统的治疗师可能会对其作出一个恰当的诊断，然后建议其服用药物和参加一些和自尊有关的团体治疗。但是，叙事疗法会在治疗关系中考虑得更多的是问题与人的关系情境（Freedman & Coombs，2002）。一旦对问题（缺乏价值感）采取后一种立场，叙事治疗师就会询问各种关系的（relational）和互动的（interactional）方式，而当事人正是因为这些方式而把自己看成没有价值的（Golan & White，1995）。治疗师还会考虑到土著当事人的体验，涉及殖民地、种族、多代虐待（multigenerational abuse）、神职人员虐待、对于所属文化语言和文化遗产缺乏归属感等方面。

当治疗师忽视了问题与人情境中相关联的"政治"因素，治疗师就很难将人与问题分开，也很难引导当事人重述故事。政治对于身份／认同的塑造、支持身份／认同情境的话语实践，这对于叙事治疗师来讲非常重要，因为这些可以帮助治疗师明确哪些因素能够给治疗带来变化。

为什么是话语而非语言

话语（discourse）代表了成系统的、体制化的说话方式。和语言不同，话语强调的是一系列特定的行动或话语实践（discursive practice），而非抽象的结构或者过程（Anderson，1990；Law &

Madigan, 1994；Madigan，1992）。栖居于特定的话语中，我们就承认了特定实体的存在（比如，心理学家开始"看到"未分化的家庭界限；过度负责的母亲；同一学区出现大量患有注意力缺失障碍的儿童青少年）。

话语被社会政治情境所塑造，同时也塑造着社会政治情境。作为社会建构主义者的心理学家格根曾经如此描述过这一观点：

> 我们的话语并非从事实延伸出来，但是一旦接受了这些话语，它们就创造出一个被我们认为是事实的世界，因此，我们更需要用批判的眼光来看待这些话语。这些话语支持并维系着各种权力和特权结构，让某些人被边缘化且遭受压制。批判文学的目的就在于将这些权力去神秘化，同时提升那些在避难所里的权力的声音。（第96页）

福柯（1984b）认为话语不仅指实际使用的词汇和句子本身，而且是它们与复杂的社会及权力关系的关联，话语在既有情境中占主导地位，限制着被说出的内容。在这种情况下，说出的话语指的是哪些可以被讲述、可以被思考，以及谁有发言权，依靠的是何种权威（Foucault，1994b；Parker，1998）。话语的这一递归性维度[1]，使得话语包括了所有相关形式的对话，而这些对话来自政府、学术机构、心理咨询、医院和家庭等。

从后结构主义的视角出发，意义并不来自语言本身，而是来自

---

[1]语言的递归性是指反复使用相同的规则来生成无穷的短语或句子的一种语法手段。——译者注

丁体制化的话语实践，体制化的话语实践限制和塑造着语言的使用，阻止语言的其他使用方式和其他意义的出现（M.White，个人通信，1992）。于是我们可以说，话语反映着占主导地位的社会结构和权力关系，而权力关系是在关系中主动建构的（M.White，个人通信，1990）。从某种意义上说，我们共同说出自身，我们在栖息于、发起和表现着占主导地位的文化话语的过程中存在着（Bakhtin，1986；Nylund，2004c；Turner，1986）。

对于福柯而言，主体性是话语的产物，自我被话语控制。比如，当事人在谈论"最根本"的关系所具有的意义时，总是会局限于我们所在文化的界限之内，影响了我们对于关系的看法。福柯的立场是，那些被认为处在话语范围的事物建构了话语。他写道，那些可以被讲出的内容和拥有发言权的人正是权力关系。比如，谁决定着咨询的协议，咨询在哪里展开、持续多久，谁参与讨论有问题的事件。

话语理论表明，并不存在基础的或者结构的世界要去发现（Foucault，1994b）。因此，任何关于知识或真理的宣称都是没有根据的，只不过是关于体制化的话语二选一的表述。从这个角度来讨论心理学，我们看到心理学中有心理学的话语，而非心理学的模式或者范式。叙事疗法在对治疗中被讲述的故事进行解读时，总是强调其中没有本质，有的只是话语（Law & Madigan，1994）。

英国社会建构主义学者、心理学家约翰·肖特（1990b）指出，我们在与他人进行联系和看待他人时，所使用到的最主要的补偿性手段（prosthetic devices）就是话语。但是，现代的、结构主义的／心理学的／科学的传统对语言的观点是，语言中的句子是表征现实的一幅画（Wittgenstein，1953）。现代主义／结构主义的视角把句子的结构看作它代表的内容，这会在很多方面误导治疗师。比如，维特根斯坦（1953，1960）认为，我们说话的方式阻止我们毫无偏见地看到"事实"（我们的实践和使用的程序）。那些支持现代主义和结构主义观点的人认为，个体和外在的环境都是话语和意指行为（signification）的产物，而非来源（Derrida，1991）[1]。

结构主义的支持者还认为行为反映着心智的结构（M.White，个人通信，1997）。比如，在人类学领域，结构主义运动的杰出代表就是列维·斯特劳斯（Levi Strauss），对他的工作进行简单的解释就是，他实地考察研究了两种不同的文化，所得到的结果就是他认为二者的仪式是相似的。他从仪式的跨文化研究进一步推论，正因为仪式的相似性，才证明了每种文化都共享着相同的对大脑的结构表征。

相似的，在我们咨询实践中（涉及原生家庭、认知行为、心理分析），传统的基础观念就是认为每个人的行为都是表面的（Breggin & Breggin，1994；K. Gergen，2009）。在外在行为的表层之下，心理学家可以假设、探查并最终发现一个人深层次的意义系统。当事人所说的被看作内容，而治疗师对这一内容的阅读和解

---

[1] 索绪尔提出符号的二元或两部分理论。他认为符号由能指（signifer/signifiant）和所指（signified/signifié）构成，能指是符号的形式，所指是符号表征的概念。

释则被看作揭示意义的加工过程。后结构主义者对此并不赞同。

后结构主义理论将注意力从语言的内容——加工而转向对话。根据英国心理学家罗姆·哈勒尔（Rom Harre，Davies & Harre，1990）的看法，话语是对语言使用的历史分析与政治分析。和语言不同，话语强调行动的特别系统或者说是话语实践，不是抽象的结构或者加工（Rose，1989）。这一对待话语的态度与后现代主义和后结构主义相关（尤其得益于福柯的工作，Foucault，1979，1980，1984a，1984b），在后现代主义和后结构主义看来，话语表达的是历史特定性问题，关于哪些被说出而哪些又没有被说出（Tyler，1990）。

戴维斯和哈勒尔（Davies & Harre，1990）还认为，要想了解任何事物，就得在一个或者更多的话语中去了解它。栖息于特定的话语中，我们就会变得更承认特定实体的存在，接受特定陈述的真实性。美国哲学家理查德·罗蒂（Richard Rorty，1979）写道，我们开始从习惯到质疑，认识到应该采用更多指向真值（true-value）候选者的态度（第94页）。栖息于话语之中，就像我们走在一条已经在我们面前的语义学的路，我们经常误以为这条路已经在那里等着我们，是我们自然而然要去走的一条路。但是真值候选者代表着其他的信念，这些信念可以在我们重述故事时被重新织入（Epston & White，1992）。

叙事治疗师所支持的观点是，话语代表着所有体制化的谈话方式。体制化的谈话方式出现在社会、政治、文化、心理学、家庭等各个层面。特定的话语不断产生并为其目的进行游说，并且它们在历史中不断进化（Parker，2008；Sampson，1993）。例子包括和心理学信念有关的各种话语以及其他领域内的谈话。比如，关于体育的谈话（Nylund，2007a）、物质滥用（Sanders，1998）、注意力缺失 / 多动症障碍（ADHD; Law & Madigan，1994）、舞蹈（H.Nanning，个人通信，2007）、HIV 和 AIDS（E.Mills，个人通信，2010）、意识形态和教育（P.Orlowski，个人通信，2003）、艺术（D. O'Connor，个人通信，2010）、政治（Jameson，1991）、音乐（A. Cash，个人通信，2002）、社会实践主义（V. Reynolds，2004）、电影（N. Jordan，个人通信，2000）、文学理论（Eagleton，1991）。

不同的谈话方式被说成是表演的[1]，它们互相竞争，产生出不同的、不相容的事实版本，每一种谈话都被看作独立或者独一的，所有的谈话又加入文化话语中（Madigan，1997）。肖特（Shotter）写道，能把那些确定的其他立场考虑进来，有助于维持一个信念的系统。

一般来讲，持有的信念是在既定的权力、知识和二选一语境下的现有的（特定的）占主导地位的（话语）。他认为，之所以缺乏考虑是方法导致的错误，所有的对话和调查都必须对错误的纠正敞开大门（比如，科学实验、宗教信仰、治疗对话）。但事实往往是，对于占统治地位的观念的反对，不是被看作不明智的就是被某种方

---

[1] 维克多·特纳认为表演变成了流行的能指，涵盖各种社会现象的定义与假设。当我们把人类看作表演的物种时，就会突破性地获得很多思路。特纳认为，人类与其把自身视为智人，不如把自身看作表演的人。如果我们认同特纳的观点，那么表演就成了人类生存的必要条件。

式同化掉了。

意识形态不是知识论

德里达（Derrida，1991）认为主体不能与多元他者（multiple others）分开，后者是主体的本质。他指出意识形态和知识论这两个术语有着很大的区别（当只对于观念和意义如何被整合的研究）。意识形态的理论强调社会观念与政治、权力以及实践的联系。知识论的理论关注于要接受质疑的推测，包括观念、观察和解释的关系。

意识形态和知识论的区别指出了关键的因素，即心理学领域在探讨元理论争论和实践起源时所缺少的因素（Nylund，2004a）。讨论中缺少的是调查，即调查知识论的决定是如何被意识形态所塑造的（Kearney & Rainwater，1996）。

意识形态在特定的历史环境中生成的社会情境，将特定的意义合法化，而遮蔽了其他的意义（Madsen，2007）。比如，一个重男轻女的社会组织中，意识形态承诺机会平等，但平等的意义受到公正观念的塑造，而公正这一词语本身的历史发展，又受到重男轻女情的影响，代表着不平等的权力游戏（Goldstein，1981）。

怀特和艾普斯顿（1990）在谈到意识形态时说：

我们倾向于某些类比而非其他的类比，都是多元决定的，包括意识形态因素和文化实践。认为一种类比优于其他类比，我们不能诉诸正确或准确的标准，因为这类属性不适合任何类比。但是，我们至少可以在某种程度上调查类比，通过这些类比我们生活，并将自己的实践置于社会思考的历史中，同时检查和批评这些实践的效果。（第5页）

总之，意识形态不能被看作武断的插入，因为它们生产着权力的关系，而这些被无数的文化机构认定为是合法的。

叙事问题在于"我"

怀特和艾普斯顿从结构到后结构的治疗理念转变，其中的关键，在于他们重新使用了心智健康领域的语言。中心问题就是重新看到人与问题之间的相互情境。

叙事治疗师朱内拉·博德（Johnella Bird，2000，2004）讨论了心智健康语言中的"我"。她认为，日常英语语言的习惯是把体验置于个体之内（个体也就是当事人，比如"我疯了"）。在这个例子中，语言实践（我疯了）让说话者和听者都认为疯狂存在于"我"的身体内。换句话说，如果我们用语言表述出问题，并把问题的来源归结为"我"/自我，于是个体就被治疗师看作需要去"校正"的问题的根源所在了。

博德（2000，2004）认为心智健康领域语言的问题是，对经验的固化的表征给当事人带来很多严重的后果，当事人正挣扎于对生命的体验和环境中。日常英语语言的规则所带来的结果是，我作为自主的、自我引导的、单数的、独立的而被看到、体验到、知道、捕捉到。[1]

社会科学的很多领域都致力于将"我"置于个体之外，在关系的、话语的情境中来看待"我"（Taylor，1989）。早在20世纪30年代，俄国心理学家和语言学家米哈伊尔·巴赫金（Mikhail Bakhtin，1986）认为，

中立的词典解释保证了语言中的词汇所具有的普遍的意义，保证使用语言的所有谈话者能够互相理解，但是真实对话交流中的词汇使用往往是个体性的、情境的……词语是表达性的，但是表达的并不仅仅是词语本身。（第88页）

约翰·肖特（John Shotter，个人通信，1991）认为，一个单词的意义（比如单词"我"）并不局限于单词本身，而是源于与其他词汇接触的点，以及它们在使用中所达到的效果。[2]

因此，我们在治疗中用于准确描述当事人情况的词汇并不是中立和独立的。相反，我们使用的这些词汇处在话语情境中，而且和

---

[1] 值得注意的是，我们在临床工作中日常性地使用英语语言，都会在不知不觉中支持如下的对话过程，即把当事人（来访者）归属于"自我"和"他人"的评价、分类与诊断。

[2] 这个点，被克拉克和霍尔奎斯特（1984）形象地称为"世界的交战区"（第307页），肖特（1990）认为我们所讨论的谈话者的权利与特权（相对于听者的权利和特权而言）就是发生在这个点之上。

现在的、占主导地位的专业权力和知识紧密相关。

比如，叙事疗法并不会把厌食症描绘成一个人本来就应该遭受的（比如不会用"患有厌食症的女孩"这种说法；Borden，2007；Grieves,，1998；Madigan & Goldner，1998；Maisel，Epston & Borden，2004；Nylund，2002a；Tinker & Ramer，1983）。相反，会关注与厌食症相关的复杂话语关系——我们文化中所有和形成厌食症有关的方面，从这样的角度来看待遭受厌食症折磨的人。叙事疗法实践不赞成心理学研究中普遍借用生理学对厌食症的解释（试图把厌食症归结于一个人大脑额叶的问题）。当然，叙事疗法也不会赞成那些花费上百万美元的研究项目，这些项目的目的就是要找出厌食症的神秘基因（很可能位于神秘的饮酒基因的旁边）。对于叙事治疗师而言，一个人与厌食症的关系其实是处于族群话语所涉及的社会的—政治的—文化的关系中（Madigan & Goldner，1998）。

从叙事疗法的角度来看，厌食症的一部分应该被看作对后资本主义所产生的身体政治的反应。换句话说，一个人与厌食症的关系，只不过是他（她）对于自己所生活其中的文化要求的一种反应（Diamond & Quinby，1988）。这一特定的关系的表达，通过身体被反映出来，被看作对文化的应答以及对性别期望的规训和对于女性要求的完美训练（现在对于男性也有越来越多的要求）。

叙事疗法将厌食症置于话语文化而不是独立个体的私人身体内。叙事治疗师会质疑与厌食症有关的、流行的族群话语，并调查精神健康专业领域是如何发明了厌食症这一病理特征，其中涉及哪些具体的方式，并将这一病症看作女性自身造成的问题。叙事疗法赞同的观点是，一个人是不可能自己发明出和厌食症有关的行为表现的（叙事疗法还认为由厌食症所带来的情绪的、医疗的和经济的重担不应该都由个体来承受；Dickerson & Zimmerman，1992；Madigan & Goldner，1998）。

尽管厌食症问题有着明显的社会影响因素，但是，对于饮食失调障碍者，主流的治疗方法还是首先去处理个体与食物之间的关系（Shari，个人通信，2003，温哥华反厌食症／贪食症联盟（Grieves，1998；Madigan，1996；Madigan & Goldner，1998）以及对个体精神状态专业性分析（Gremillion，2003）。这一专业的、占主导地位的观念影响了饮食障碍的治疗，而且与厌食症有关的族群话语支持上述治疗方式——尽管专业的话语经常将主体和情境解释或者调查分开，也会考虑到那些支持厌食症的族群话语。

在接受一系列主流的治疗的过程中，当事人很少被给予充分解释的时间，他们很少去思考以下因素，比如被认为理所当然的消瘦文化的盛行、对身体指数的监测、完美训练、性别训练，以及在我们的文化中，为什么如此之多的个体感到自身缺乏价值、缺乏控制力，觉得自己不够合格（D. Epston，个人通信，1991）。

话语彩虹

在了解了话语理论、后结构主义、身份认同政治学的知识后，叙事治疗师开始关注影响治疗进程的关系对话和话语影响。因为很多话语的影响涉及我们是谁，我们如何展开自己的生活（K. Gergen，1989，2009），治疗师不仅仅是在自然的对话空间中与单独的个体或者家庭进行对话（Madigan，1996，2007，2008；Nylund，2002a，2003）。

治疗师在对话中涉及大量的话语（治疗师与大量相似的、不同的话语"坐"在一起），帮助当事人在与自身的关系中、与文化和他人的关系中去思考自己是谁（White，1991）。因此，我们从来都不是单纯地面对治疗中来见我们的当事人，我们（治疗师和当事人）积极地参与到了很多种流动的对话中。

为了说明这一点，我们可以想想看到彩虹时的反应。从我这个外行人的角度来看，彩虹是颜色、光线和空间关系的集合，在其中，所有的颜色、光线和空间都相互之间直接地、循环地进行影响；简单来说，在一个特定的情境之中，每一个因素都影响着所有其他的因素（就像蛇咬着自己尾巴的意象[1]）。

尽管背后有着复杂互动的系统，但是我们在看到天空中的彩虹时，只会说，"看，彩虹中有条美丽的绿色光谱"——我们相信只

---

[1] Uroboros（或 Ouroboros），神话中自咬尾巴的蛇。在荣格派心理学中，Uroboros 象征着对于个人自己充足的循环这样的个性化，也象征着自我陶醉。另外一说：北欧神话中洛基的孩子，是一条头尾相衔雌雄同体盘绕着整个世界的巨蛇，中译名乌洛波洛斯。就某种意义而言，Uroboros/Ouroboros 意味着一种"恶性循环"。——译者注

是看到了仅仅一条绿色的光谱，但实际上，我们所看到的绿色是各种因素造成的结果，是光谱的混合（蓝色和黄色的影响），是污染的背景色，是我们与彩虹之间相对的物理位置，以及我们对于彩虹、颜色等的社会建构。

天空中的绿色光谱给我们造成的假象是——只有一条简单的颜色，忽略了物理的、建构的情境，我们并不是真的看到了绿色。我们看到的是有关光的情境因素的混合，我们让自己暂时把绿色从与它有关的光谱中分离出来。将彩虹的隐喻与我们在咨询中所遇到的问题（比如，小约翰尼在学校中多动）进行类比，和我们相信自己看到了彩虹中的绿色一样，咨询师也以同样的方式建构着问题的特殊性。对于多动症问题而言，治疗师的立场和流行的、现代主义的实践意识形态有关。

现代主义看待绿色的立场所遭遇到的问题，是因为我们忘记了把绿色放回到彩虹和周围环境的情境之中。于是，多动的小约翰尼被看成单独的一个色带（Goffman，1961），将其从关系的、语言的、政治的和体验的情境中分离开。在咨询过很多多动的"小约翰尼们"之后，我发现在咨询之前，约翰尼的身体已经接受了专业的解读和记录，问题被看作他个人化的问题，医生和治疗师还根据被大家普遍接受的有关 ADD 和 ADHD 的病理学给小约翰尼贴上了多动的标签（Breggin，1994；Nylund，2000，2002b），大量的化学药物被开出来给上百万的小约翰尼们服用。这往往是一个最佳的例证，治疗师忽视了彩虹的情境后，单单看到绿色。

在小约翰尼问题的情境彩虹中，有价值的考虑因素很多。更大范围的、相关的因素包括——教育政策、学校董事会基金、双职工父母、学校放学回家后独自一人待在家里、教室学生人数过多、教师工资低等，这些都增加了学校中的暴力和恐惧现象，还有贪吃甜食、缺乏睡眠和运动等因素。

建构"实在"

法国解构主义大师德里达（1991）认为，说话者只能在一套先前就存在的框架或者先前就有的理解的基础上说话。换句话说，我们说的话，都是由已有假设组成的脚手架所塑造的（Madigan，1991a）。我们对于经验的理解是由族群话语形成的文化塑造的。比如，治疗师如果接受了精神病学、心理学和社会学的学科训练，或者接受了认知—行为疗法、心理动力疗法的培训，他们对待问题、家庭、夫妻或者个体的方式就会因此而被"塑造"，他们谈论上述问题的方式也会因此被"塑造"。

汉斯-格奥尔格·伽达默尔（Hans-Georg Gadamer）曾写道，我们无法迈出自己的影子（Moules，2007）。他认为，人们都被连续的线牵引着，线的一头连着他们的过去、传统和他们的祖辈。这并不是知识论的任务，因为我们都是历史的存在，我们生活在他人留给我们的传统之中。尽管我们以各种不同的方式接受着传统的影

响，但是，传统始终都是我们是谁、我们如何形成、我们如何成长
的来源。历史的回声无意或有意地将我们邀请进过去以及现在的新
的生活方式之中。我们所生活的世界有过去，也向未来展开，与其
与历史对立，不如记住、回想历史。传统不仅仅是那些来自过去的
东西，因为我们都在传统之中（Moules，2007）。

　　因此，治疗师的每一次经历都在他或她已经接受过的训练的影
响之下（比如，家庭、学校、国家、文化、种族、阶层、性、性别）。
我们能够改变相关的、特定的某些前提，但我们不可能完全逃离它
们的限制（Bateson，1979；Watzlawick，1984），不可能抛开历史
和作为前提的传统而自由存在。作为解释者的解释策略，它引导我
们关注治疗师固有的知识，这些知识调控着我们治疗对话的语义意
图（比如，迈克尔·怀特与当事人共同建构的"狡猾的便便"案例，
共同建构意味着对于当事人或其他咨询师来说，他们能看到完全不
同的东西）。

　　叙事疗法将问题的发生点放在了人／文化／话语／权力的互动
作用之中，而不是放在个体身上。叙事疗法对待问题的方法和人们
在购买房地产时应遵循的金科玉律相似，那就是——位置，位置，
还是位置！当叙事治疗师采用后结构主义的立场后，他们就不再把
问题放在个体之内，于是，人、问题和治疗的解决方案开始发生了
改变。

　　艾普斯顿和怀特将人与问题分开（Epston，1988），这绝不是
微不足道的一步，因为它带来了根本性的范式转变，让治疗师和当

事人离开了历史长达 150 年的心理"科学"的领域。比如，治疗师在大学里学到的内容，以及人们在心理健康领域阅读到的相关书籍以及所说所做，全部都建立在个人化的视角之上——这一视角来源于我们将自我和问题都置于个体之内的看法（Madigan，1999）。博德（2000）写道："关系的对话（relational conversation）在语言学上将主体化的东西（比如，态度、观念、感受、经验，这些被概念化后都被认为是属于个人的）转变为一个人关系中的客体。"（第 43 页）

尊重关系语言的治疗方式也更多地将注意力从作为个体的自我转向总是处于关系中的自我（Caplan，1984）。因此，就像我们已经探讨过的，我从来不是单独的。我与关系情境相连，我在关系的情境中被知晓、被体验，我（总是）处在关系的情境的某个位置中。[1]

话语的身份认同

"身份认同"，按照女权主义学者吉尔·约翰斯顿（Jill Johnston）的理解，是"根据他人所说的你是什么，你说出你是什么"（Foucault，1989，第 71 页）。在她看来，身份认同不是通过内观

---

[1] 为了进一步理解范式的转变，很重要的一点就是要接受叙事的差异，因为（正如学者贝特森所说），"差异制造了差异"。为了作好步入差异旅程的准备，你最好先比较一下叙事治疗与你之前在专业学校所学和职业实践中所做的区别。如果你发现自己在阅读这本书的时候会认为"哦，这看上去就和史密斯教授在认知行为疗法课堂上讲的一样"或者"这和我参加过的动机性面谈培训类似"，你得知道自己并没有真正进入我们所涉足的后结构主义的领地。

自由创造的产物, 也不是对个人化的、内在自我简单的反思(Spivak, 1996)。对于身份认同, 西方的主流观点建立在自由的个人主义框架之上, 依赖于学术机构、科学话语和文献的维系, 并受其影响和塑造(Law & Madigan, 1994)。

自17世纪以来, 科学的研究体系逐渐成型。精神病学、心理学以及其他相关专业, 比如, 社会工作、家庭治疗等学科, 都将自己与科学焊接在一起, 并把自己归于科学的麾下。这些(伪)科学的学科力图给个体进行"命名", 这就要求学科内的那些拥有资质的专业人士(在正确方法论和技术的帮助下)能够参透个体的意义并且能将这些意义揭示出来, 但结果是, 这些专业人士无视当事人以及当事人与其周围支持社群的关系。

从叙事疗法的立场来看, 身份认同的概念是文化的、话语的、多点的(multisited)、多层次的、情境的、关系的。叙事疗法并不把身份认同看作属于"一个人的", 后者完全是启蒙的产物, 是认为个体具有自主性而导致的结论, 也是想要找到单一的、统一的基本规律的结果。叙事实践所支持的观点是, 任何的身份认同都是建立在个体与其他身份认同关系的基础之上的, 所以, 没有什么可以单独存在, 没有什么可以不受到各种关系的影响, 自一性(selfsameness)是建构出的(Sampson, 1993)。

叙事实践的核心观念是, 身份认同通过特定的对话、意识形态的框架而获得, 而这些框架是由主流社会规则所建构的, 主流社会规则存在的目的则是维系特定的利益(M. M. Gergen & Gergen,

1984）。比如，长久以来，某些宗教有关女性的身份认同和地位的观点，是其中占主导地位的男性群体为了维系他们的观念和利益的结果。女性要么接受或者表演着这些男性主导的、建构起来的身份认同，要么进行反抗，而反抗的结果就是要面临来自文化的压力（参见 Caplan，1995）。几百年以前，成千上万的女性被诋毁为邪恶的，威胁着由男性掌握的纯洁的天主教堂。当这些女性被界定为女巫时，她们的反抗就被视为具有特别的含义，并被教会以极端残忍的手段给杀害掉。

身份认同以及我们对自己身份认同的记忆是极具政治特点的，既表现在它们的起源，也表现在它们所可能产生的影响中（Madigan，1993a，1993b，1996）。有些散乱的、协商而来的自我（K.Tomm，个人通信，1986），以及我们记忆中的自我，受到了文化的和体制规则的影响，也可以说是文化的和体制规则的产物。我们每个个体也成为了身份认同族群与话语族群的组成成员，那些占主导地位的规范形成了政治系统，我们每个个体也开始在这个政治系统中去体验着自身（我们是跟得上时代的还是落伍的，我们是正常的还是不正常的，我们是合格的还是不合格的，我们是否是被他人接纳的、有价值的公民、父母、雇员、爱人等）。

后结构主义者主张以后人本主义的（posthumanist）和去中心化的视角来看待身份认同（Butler，1997；Hoagwood，1993；Huyssen，1990）。这一立场动摇了所有本质主义心理学的观念，包括稳定的、自主化的（autonomous）个体、（关于问题对话或其他的）原创作者，或构成自我的既有实在（Spivak，1996）。

根据苏联心理学家维果斯基的理论（Daniels & Wertsch，2007），所有高级的心智过程都存在两种：第一个是出现在文化或人际间的层面，受到文化和历史的影响；另一个就是在个人或心理的层面。因此，一个人的发展在很大程度上依赖于人际之间的互动，这是和个体成熟同等重要的因素[1]。维果斯基早在 20 世纪 20—30年代就指出所有的学习都是社会化的。他的理论和当时关于儿童发展的主流理论是直接对立的（不同于包括皮亚杰在内的发展心理学家）。维果斯基（1978）最著名的一段话是：

> 儿童文化发展的每一个功能都表现为两重：首先是在社会的层面，其次是在个体的层面。首先是在人与人之间（人际心理学的），其次是在儿童的内在（内在心理学的）。这也同样适用于有意注意、逻辑记忆和概念的形成。所有较高级的功能都是在个体之间人际交往过程中产生和不断发展起来的。（第 57 页）

在 20 世纪 30 年代早期，俄国心理学家和语言学家巴赫金就认为我们每个人都是其他人身份认同的建构者。巴赫金主张关系中的自我，"（我）获得一个自我，可以看、理解和使用，遮住那些看不到的（不能被理解的、无用的）自我"，巴赫金相信他人在构

---

[1] 迈克尔·怀特借用了维果斯基的"最近发展区"概念，治疗师提供治疗性对话帮助当事人越过鸿沟（从已知的、熟悉的到可能知道的）（White，私人交流，2004）。

建个体自我时起到了关键的作用。没有了与他人的关系，我们的自我就会看不见，无法理解，也变得没有用。他人给予我们意义，也让我们了解自身，在社会中发挥自己的作用。我们对于自我的知识出现在社会实践中，也是在社会实践中形成的，而社会实践就是与他人反应之间的互动、对话和谈话[1]。

巴赫金写道：

我们把自己的行为朝向能够引发他人某种反应的预期，真实的他人，包括我们当下发生关联的；想象的他人，包括我们当下发生关联的各种人物角色；历史的他人，包括从我们自己的过去和文化叙事中生成的各种人物角色；类化的他人，用一定的语言形式所承载的，既定社群组织对组成成员的感知和理解，我们从中进行学习后自省并反馈给自身。（Sampson，1993，第106页）

因此我们同样都是他人正在形成的身份认同的建构者。

从这一角度来看，人们所遭遇的问题可以被放置在对话的情境中而不只限于个体的范围内。叙事疗法实践的模式，我们生命中那些充满着问题的故事占有了主导的地位，结果是很多更好的、替代性的、附属的故事就处在边缘化的话语中。这些边缘化话语往往被看作不够资格的知识和实践，甚至被那些构成了文化主流叙事的霸权话语视而不见。这些规范化的叙事包括：资本主义、社会主义、

---

[1] 这些互动并不是把我们变成被动的，对话也不是无意图的对话（Billig，1990；Sampson，1993）。

心理学／精神病学、父权制、基督教、异性恋规范[1]、欧洲中心主义。

另外，被人普遍接受的二元描述有：健康／不健康，正常／不正常，有用的／无用的，这些都忽视了人的真实体验，以及这些体验在既定情境所具有的个人及文化的意义（Foucault，1965，1994a，1994b；Madigan，1992，1996，2007；Madigan & Law，1998；Nylund，2007b；Nylund，Tilsen & Grieves，2007；Tilsen & Nylund，2008，2009）。比如（参见 Madigan，2008）：

> 在心理治疗的服务中，咨询师记录当事人的生活和关系，主要通过命名和记录这两种实践方式。我们进行判断和记录的方式，以及判断和记录的内容都借助于已有的、体制化的、政治的和经济的结构。（第89页）

在我们的文化中，人本主义心理学是占主导地位的，其核心观念是自我决定以及通过独立的自我超越而获得成长（Spivak，1996）。福柯认为这是很难实现的，因为我们所有的行动，小至穿衣大到工作，都与主流的、规范的文化话语相联系并受其影响。

在批评人本主义的同时，叙事治疗师迈克尔·怀特（1997）还认为，人本主义之所以形成上述的有关自我的概念，其背后的基础是本质主义，本质主义给治疗带来很多"局限"。怀特（1997，2004，2007）说，他不相信叙事疗法的实践是"重整过的结构主义

---

[1] 异性恋规范（heteronormativity）是一系列和性有关的生活方式的规定：（a）人们只能与自己不同性别的人恋爱，并且各自担当自己所属性别的自然角色；（b）异性恋是唯一规范的，性爱和婚姻关系只能在相对立的两性之间发生。因此，异性恋规范涉及的内容包括生物的性、性别的身份／认同，以及性别角色和性别的二元属性。

的／人本主义心理学的实践"，叙事疗法也不仅仅是关于"心理解放的话语"。叙事疗法并不是一种"解放个体的方式"，也不在于帮助个体去挑战或者推翻压迫的力量从而获得自由，成为"真正的自我"，发现"真实的自己"，并且真正表达出这些（White，1997，第217页）。叙事疗法让个体在相关的情境中用多重视角去看待自己和问题。

　　叙事疗法不会把个体固定于问题的身份认同中，一个人的身份认同，是由文化制造和建构起来的自我在政治和权力中所进行的表演（Foucault，1973，1977；M.White，个人通信，2004）。比如，一位有色人种的单亲母亲，独自抚养两个不到3岁的孩子，生活主要依靠社会救助，如果她来咨询，讨论不会以她该如何提高自身和停止焦虑为中心。对于这个案例，如果叙事疗法的谈话中没有涉及性别、种族和贫穷的政治问题，那么这个叙事疗法将是不合格的。

　　在将来，必定会有更多新的理论和突破以及社会运动影响叙事疗法。尽管叙事疗法理论研究会不断深入，但几个核心的观念始终都会与治疗的实践相一致，那就是：反个人主义，考虑到权力的关系和结构的不平等，倾听被边缘化的声音，欣赏人们对文化如何反应的惊奇和想象（Tilsen & Nylund，2009）。

治疗的过程

CHAPTER FOUR

本章部分内容来自斯蒂芬·麦迪根在治疗式对话会议工作坊中分发的资料。有些内容来自麦卡锡和希恩主编的图书《叙事和家庭治疗中的希望和绝望》中麦迪根撰写的章节《在绝望对话中寻找希望》（第100–112页，经许可转载）

在我们这样的社会里，真正的政治任务就是抨击那些表面看来中立或独立的机构的作用，把在其中暗中作祟的政治暴力揭示出来，以便大家共同与之斗争。

——米歇尔·福柯《与乔姆斯基的辩论：有关人类的本质》（*The Chomsky-Foucault Debate：On Human Nature*）

奥利娃·埃斯平（Oliva Espin，1995），圣迭戈州立大学的名誉教授，专注于女性研究，她主张绝大多数传统的治疗形式都是一种源于本质主义（Essentialism）的结果，而所谓的治疗就是诊治那些被科学认定的心理紊乱症状。奥利娃·埃斯平认为，现代的、科学的治疗特别会给那些来自其他种族的当事人带来伤害，这些来自其他种族的当事人之所以被贴上病态的标签，主要是因为他们没有按照白种人的或者一般的行为规范行事（Nylund，2006a）。根据埃斯平的研究，很多治疗不经意间又重现了种族主义的话语。奥利娃·埃斯平（1995）写道：

在社会建构主义的范式下，心理的人格特征是由社会和历史的过程所塑造的，不同的个体或者群体的心理特质并不是天生就具备的，也不是本质的。因此，与心理学中已有的传统范式相比，社会建构主义范式在研究多样性问题时能给我们带来更多的研究发现。（第132-133页）

在怀特和艾普斯顿（1990）看来，心理治疗师所从事的职业，也不可避免地是一种政治性活动，因为他们必须不断用心理治疗技术来挑战占主导地位的意识形态。叙事治疗师大卫·奈仑德（David Nylund，2006a）指出，心理治疗师必须经常假定自己是在有关权力和知识的领域工作，是在社会控制系统之下工作。

杰西的故事

我在芝加哥从事叙事疗法的咨询、示范以及有关叙事疗法教学录像的录制过程中，曾经遇到一名叫杰西的非洲裔美国男孩，他当时11岁（因为后来我离开了芝加哥，所以我只给杰西作过一次咨询，在咨询中，我见到了杰西和他非洲裔美国籍的母亲）。在见面之前，我被告知杰西当时已经被停学，原因是他在学校里攻击一名白人男孩（Carlson & Kjos，1999）。学校的校长，杰西所在班级同学的家长以及一位心理咨询师都建议将杰西送交法庭。法庭责令杰西必须接受法院指定的有关愤怒情绪管理（anger management）的咨询治疗。但根据杰西母子的说法，他们认为无论是停学还是法院指定的咨询治疗，都是对他们不公平的对待，因为白人男孩也参与了攻击并且是他先动手打了杰西，而且杰西和白人男孩都不认为他们"打是为了伤害对方"。这名白人男孩并没有因为参与打架而受到惩罚，他既没被停学也没被训斥。

杰西被青少年法庭送来接受治疗。当我询问杰西的母亲他们为什么要来见我时，她回答说："我不认为杰西需要咨询，但是我们需要和别人好好聊聊这件事。"

当我们的谈话进一步深入后，她透露说杰西之所以被送交法庭，是因为一位白人母亲要求索赔，她的儿子和杰西互相"打斗"。杰西向我解释说那个根本不是要去伤害对方的"打"，只是"打着玩儿"。他还说，他们是在厕所间打着玩儿的，当他俩走回教室的时候，还一起笑呵呵的呢。

随着谈话的逐渐展开，杰西的妈妈告诉我，他的儿子不仅被停学，还在法庭上被指控暴力伤害罪名成立，有 1 年的缓刑监督期，在此期间必须做 40 个小时的社区服务工作，缴纳 300 美元的罚款。在杰西的妈妈看来，"白人法官非常主观地对待杰西，就好像他非常清楚杰西是什么类型的人一样"。

在法院诉讼程序结束之后，白人男孩的母亲向杰西的妈妈道歉，因为她也承认法庭所作出的判决"太过严厉"。这名白人男孩的母亲之所以起诉是因为她想让法庭给予杰西一些"轻微的警告"。假如杰西是名白人男孩，也许杰西所得到的惩罚会和起诉他的白人母亲所假定的结果一样，这个白人母亲也不需要在事后道歉。杰西的妈妈说，她希望其他孩子的妈妈能从中吸取深刻的教训，那就是，并不是所有人都能在法庭上得到公平的对待。杰西的遭遇源于那些白人母亲所不知道的特权，而这些特权是种族主义的立场内化的结果。

在我们进行咨询的那 1 小时里，我越来越想弄清楚的是，种族的差别如何影响到人们对杰西的定义，又是如何影响到他们对待杰西的方式。在我的理解中，杰西并不需要愤怒情绪管理的咨询治疗（这样很好，因为我不懂如何"作"愤怒情绪管理的咨询，我对此也不感兴趣）。相反，我开始引入一些叙事疗法的问题，这些有关内化了的种族主义的问题，有可能帮助我们来找到、理解并且去解释杰西所遭受到的窘境。我作为咨询师，是咨询关系中具有权力和特权的一方，我有责任去引入种族主义这一有争议并令人感到尴尬的话题，我希望杰西的母亲能有足够的安全感来与我就此进行讨论（K. Hardy，个人通信，2004）。以下我列出谈话中的一些片段：

麦迪根：（向杰西的妈妈提问）你认为杰西被他人如何对待的方式和种族有关吗？

杰西妈妈：我当然这么认为，如果杰西是一名白人男孩，事情不会落得如此结果，而且对方又是名白人男孩。如果是两名白人男孩的话，我认为他们都不会闹到法庭上去。

麦迪根：你的意思是，和杰西发生冲突的是名白人男孩？

杰西妈妈：是的，他也不是一个坏孩子，问题是那两位家长，他们太小题大做了。

麦迪根：作为一名母亲，你的感受如何？毕竟杰西因为他的肤色而遭受了来自法律和教育系统的严厉处罚，他本该受到不同的对待。

杰西妈妈：我讨厌这一结果。

麦迪根：那最让你感到讨厌的是哪些？

杰西妈妈：我被有关方面告知，因为这所新学校之前没有接收过黑人孩子入学，所以他们不得不十分小心处理这件事。

谈话继续进行，我开始逐步解构种族主义对社会的影响，比如，非洲裔美国籍的年轻男子一般会被人们贴上如下的标签：不正常的、品行障碍和／或者犯罪的。

麦迪根：（向杰西的妈妈提问）和白人孩子相比，你是不是认为在学校里，麻烦（问题已经外化）更容易找上非洲裔的美国男孩，而且他们也往往更容易有麻烦的坏名声？

杰西妈妈：是的，我是这么认为的。

麦迪根：（在咨询快要结束时）你还有没有些话想要说出来？

杰西妈妈：我只想说，我之前并没想到我会到这里来讲出整件事，但我所讲的都是真实的。

麦迪根：我正想对你说，我相信你说的都是真的。我愿意尽我所能地站在你这边。对于发生在你们身上的这些事情，我也感到很伤心。

杰西妈妈：我也是。

麦迪根：作为咨询者，也作为一名白人，我想对你表示感谢，感谢你来这里和我们分享你的故事。

杰西妈妈：我也谢谢你们。

在咨询过后，我给杰西所在学校的校长写了一封信，就学校、咨询师以及法院对杰西所作的处理，提出了我的质疑和忧虑。（信件见表4.1）。我首先表示担心的是，杰西是如何被列入危险和暴力学生名单的——以及这一标签不仅会一直跟随他而且还会给他的声誉、未来的社会发展和学业生涯带来持久的负面影响。

　　在咨询过后，我还花时间给杰西所在社区的人们写信，期望借此动员他们能用不同的态度来描述杰西是怎样的孩子。（信件见表4.2）。我希望能够借助这些信件帮助杰西建立起他是一名好孩子的声誉。

表4.1　给校长的信

尊敬的××校长：

　　我是斯蒂芬·麦迪根，从事家庭治疗的心理咨询师，在上一周的咨询中，我与贵校的学生杰西以及杰西的母亲进行了愉快的交谈。

　　我给您写信的原因，是想要和您讨论一下贵校对于杰西的处理方式，可能会给杰西造成不好的影响，让他不再是好学生、好朋友和好儿子。首先，我很清楚，杰西并不需要接受任何愤怒情绪管理的治疗。

　　我很担心，杰西在后续的学校生活中的声誉问题。法院的判决是不公平的，而且还会被记入他的学籍档案，档案中会写上他被指控犯了殴打罪，被法院判缓刑，缴纳高额罚金，并得在社区服务40个小时。我担心这些负面的档案会使得老师、同学以及校方以负面的态度对待杰西。我同样担心这些负面的东西会影响杰西看待自

续表

> 己的态度。
>
> 　　作为校长，您肯定清楚，如果一个学生背负着坏名声，他的生活会变得很困难。杰西的行为不应该得到如此严厉的惩罚，我相信其他因素影响了法官对他的判决，比如种族因素、社会地位以及社会阶层。
>
> 　　我希望能与您有机会面谈一下以上顾虑。
>
> 斯蒂芬·麦迪根
>
> 　　我的专业资质是：社会工作硕士、理学硕士以及家庭治疗博士

表4.2　给那些能为杰西提供支持的人写的信

> 　　您好，我是斯蒂芬·麦迪根，从事家庭治疗的心理咨询师，曾与杰西以及杰西的母亲进行了愉快的咨询交谈。给您写信的目的是，希望能获得您的支持，对于杰西所遭遇不幸的法律纠纷，希望您也能分享些看法。
>
> 　　青少年司法系统要求杰西和他的母亲来我这里接受愤怒管理咨询。但我很快意识到，杰西遭受了不公平的对待，而且他好不容易累积起的名誉也受到威胁，别人很可能不会再把他视为好学生、好朋友或者好儿子。
>
> 　　你知道吗，他说自己和朋友"打着玩儿"，他就被告上了法庭？他被处以高额罚金，被判殴打罪缓刑，并必须为社区服务40个小时。你知道吗，和杰西打架的另一个白人孩子，他妈妈对法庭给杰西的判决也深表歉意，因为她本来以为杰西只是会被"稍稍惩罚一下"？

续表

你知道吗，按照杰西妈妈的说法，法官在给杰西判决的时候，似乎"他很了解杰西是怎样的孩子一样"？

杰西和他妈妈告诉我，杰西所在的学校"还不习惯有非洲裔的美国孩子"。我想听听您对此的看法，您觉得这点是否影响了杰西在学校和法庭所承受的结果？

我担心有了这次不幸的法律纠纷，别人可能永远都会把杰西看成暴力分子，不愿意信任他，觉得他是一个坏学生。

正如您所认为的，杰西不应该有此遭遇。我写信给您，希望您能帮助我们，重申一下杰西的优点，即他是一个品质不错而且努力学习的学生/儿子/朋友，用您的观点来反击一下杰西的坏名声。

如果可能，我希望您能回信给杰西来支持他，信中谈谈您对杰西的看法，杰西对于您来说是什么样的人，您认为杰西应该能有怎样的将来。

您可以把信寄给杰西，地址如下_____。
谢谢您的帮助。

斯蒂芬、杰西和杰西的妈妈

杰西母子在咨询过程中获得了治疗性的故事（therapeutic story，见表4.3）。这一故事表明，那些人们所普遍拥有的、想当然的观念，是如何给个体带来麻烦的。在杰西的案例中，杰西的声誉和人格特点都受到了来自学校、其他孩子的父母、法官、心理学工作者已有观念的影响。这种普遍存在的"贴标签"的行为让杰西和他的家庭最后到了遭受严重惩罚的地步。如果当时有人指出人们的观念是如何受到一些主观的、情境因素的影响，那么，这个家庭就不至于遭受那么大的痛苦。这位 11 岁的非洲裔美国男孩怎么被人评判、训诫以及惩罚，和我们社会中占主导地位的一些观念有着很大的关联，这些主流的观念对不同族群有着不一样的界定，而在这个案例中，就是杰西所属于的非洲裔美籍年轻人。人们对杰西的理解受到很多因素的影响，比如主流的观念、想当然的概念以及惩戒措施，这些因素都被强加到杰西的身份认同 / 个体之上。

表 4.3　杰西母子给我的回信

（咨询后的第 4 周，杰西母子给我写了一封信）

亲爱的斯蒂芬先生：

　　谢谢您对我们的巨大帮助。我们收到了很多寄给杰西的温馨的信。杰西读了每一封信，他感觉很好，我也是。

　　我们所在教会的牧师和教友，以及社工和一些邻居去见了杰西学校的校长和老师。正是因为他们这次会面，我觉得现在大家对于前阵子发生在杰西身上的事情，都感到有歉意。校长说，他一直知道杰西是个好孩子，这让我们感觉很好。我们的牧师建议校长给法官写信，但至于后续会有怎样的进展，我们也不是太有信心。

　　杰西说，他再也不会在学校做不好的事情了，他说老师对他很友善，在四个不同的测验中，他也都取得了好成绩。他说老师认为他比一般的孩子还更聪慧一些。

　　谢谢您为我们支付了罚金。

　　我希望您能再次来访芝加哥。

自豪的杰西妈妈！

叙事疗法的前提理念是，人们通过·个个的故事来管理自己的生活（也就是用叙述的或者已成文的隐喻）。当当事人开始与我们交谈时，他或她往往是通过相关联的故事来讲述自己的人生（Dickerson，2009）。当事人将一系列的人生事件或者一段时间内形成的观念通过说故事的方式讲述出来（J.Bruner，1990），而故事中也有他们各自对问题、关系、疾病等的理解。当事人经常会说是什么问题导致他们来进行咨询的，他们觉得自己现在处境的历史原因是什么，谁或者什么应该为此负责。当人们决定来进行心理咨询的时候，通常有一种流行理论会告诉他们来咨询的目的是什么，但这一理论往往也妨碍和限制了当事人对他们自身及所处环境的描述。

叙事疗法所依据的理念基础，正是人自身给予他们所生活其中的世界以意义，他们是谁，他们与他人的关系。这一过程借助于对话关系（dialogic relationship），而这种对话关系被认为是由主流文化团体塑造的。为了让生活有更多精彩的瞬间，当事人的故事引入了一系列的角色和"背景"故事，就和任何作家所创作的故事一样。尽管人们亲自生活和构建着自己的故事，这些故事同样具有独立的生命力，并反过来构建着人们（Bakhtin，1986；J.Bruner，1991；K.Gergen，2009；Parker，2008；White，1995a）。比如，当事人如果是来自于少数民族的群体，他从很小的时候就得到各种信息，表明他不算是真正的公民，在主流的、已经被大家普遍接受的观念里，他被主流的文化团体看成某一类低于公民的人，他又怎么会生活得像一个公民那样呢（K. Hardy，个人通信，1998；Tilsen & Nylund，2009；参见 Hardy，2004；White，1987，1988）？

在传统的咨询过程中，当事人往往会围绕问题进行陈述，也会得出自身存在某种身份认同缺陷的结论，但是采用叙事疗法方法的治疗师都坚信，所有这些问题并不是由当事人自身造成的，当事人不应对此负全责。比如，在幼儿园就读的孩子被园方认为不适应幼儿园生活（但是什么样的行为才是"正常的"学前儿童行为），母亲就会自我责备自身不合格（在主流文化中，经常有要母亲对此负责任的观念；Freeman，Epston & Lobivits，1997）。年轻的女孩会因为身体外表不完美而感到挫败感（Dickerson，2004）；在职父母无法花更多的时间陪伴孩子会有亲子关系断裂和不足的感受（D. Grigg，个人通信，2007）。同性恋或者双性恋的高中生恐慌地保守着自己的秘密，并感到羞愧（D. Nylund & J. Tilsen，个人通信，2006）。

在当事人说出的故事中，经常是个体为"他们的问题"负有"个人责任"，而且个体总是因无法适应而感到绝望。这种令人费解的人本主义观念切断了个体和主流文化之间的关联，总是让个体为日常问题负责任，但事实上这些问题是由全社会的人集体造成、体验并一再复制的。

人们普遍拥有的一种观念就是，如果一个人无法达到社会的对他的预期，那么人们也会低估他在其他方面所取得的技能、胜任力、信仰、价值观、责任感等能力（在占主导地位的社会规范范畴内的生存、生活能力）。个体身处更大范围的多层文化背景，在对其进行重写（re-authoring）的过程中，治疗师和当事人开始将他们的讨论从关注个体化的问题故事转向更丰富和更深层（Geertz，1993）的叙事（从最初基于问题的、不同的经验描述中衍生出来的，White，2005）。

叙事疗法中谈话的基础是个体对自身生命中体验和行动的故事化解释。（Nylund & Hoyt，1997；White，1987）采用叙事疗法的治疗师并不关心行为，即不关心行为的范畴。相反，他们将注意力转向行动和互动——也就是说，他们关心当事人的体验、反应和反思，以及这三者之间的互动。在叙事疗法中，问题被看作相关的、有情境的、解释性的，并且植根于占主导地位的话语、表达、反应和文化规范。这种相互影响凸显出叙事疗法中的箴言——个体是个体，问题是问题——二者并非分开的，而是在文化的层面弥散地相互交织在一起。

重写故事的对话（re-authoring conversations）

重写故事的对话[1]（White & Epston，1990）是叙事疗法的关键特点。重写故事的对话邀请当事人吐露出一些被忽视的领域和生命中的事件（这些经常被之前所讲述的、与问题相关的故事所掩盖）。

---

[1] 对于重写对话的更多内容，可参阅怀特（1995）的作品——《重写生活：访谈和文章》（*Re-Authoring Lives: Interviews and Essays*）。

重写故事可以包括：困境中所取得的成就，成长中所获得的生存技巧；故事中所忽略的个人的品德，比如，慷慨、道德立场和善良的天性。还有一些故事是以问题为主导的叙事所无法推导出的。治疗师和当事人都卷入了当事人的故事之中，但遗憾的是，在以问题为主导的叙事中，那些没有被说出的故事却被忽视了。

存在于当事人生活中的那些被忽视的事件，常常被看作特例和独特的结果（unique outcomes）[1]，这可以充当重写对话的开启点，并以此发展出替代性故事脉络（alternative story lines）。对话经常会引发当事人的好奇和赞赏，原来自己还能讲述出不同的故事。说出替代性故事，重新整合生命与关系，塑造出新的故事，而新的故事能具有更开阔和丰富的内容（Hall, McLean & White，1994）。

布鲁纳（1990，1991）曾提出行动蓝图（landscape of action）和身份认同蓝图（landscape of Identity）的概念[2]，叙事治疗师借用这两个概念，并相应地提出问题，用提问题的方式和当事人一起扩展出其他替代性故事或者从属故事。

行动蓝图问话以事件为中心，而事件是个体讲述的生命故事中的事件，按照发生顺序连接在一起形成情节主线。这些问题通过事件、环境、顺序、时间和情节组织起来（M.White，个人通信，1999）。身份认同蓝图问题是（部分是）涉及当事人对行动蓝图问话中所描述的行动、顺序和主题所推衍出的结论。身份认同蓝图问

---

[1] 有关更多独特结果的深度讨论资料，我推荐阅读艾普斯顿的《合集》（*Collected Papers*）和怀特的《选集》（*Selected Papers*），均由德威出版中心出版。
[2] 更多相关讨论参见布鲁纳（1990）和怀特（1990）。

题同样可以带出与以下类别相关的范畴，比如文化认同、丰观的理解（intentional understanding）、学习收获和认识领悟。

总而言之，行动蓝图和身份认同蓝图坚持重写当事人的生活和关系，通过倾听当事人对事件的理解，找到闪光的点和独特的结果。治疗师向当事人充分地解释，让当事人理解在问题故事的制造过程中有哪些因素参与其中，当事人如何以有问题的方式来看待自身，有哪些支持系统助长了问题的出现，问题带给当事人及当事人的关系怎样丧失，当事人注意到自己对于丧失有哪些抵抗，所有这些事件对于讲故事的当事人来说又都意味着什么。[1]

在第一次治疗对话中，咨询师通常会引导当事人分别进行两种描述（a）充满问题的叙事（problem-saturated story）和（b）对于问题叙事的替代性故事（alternative story）（替代性故事与前者并行，并被认为是较期待的），通过搭建起好奇和提问的框架，叙事治疗师开始进入（a）行动蓝图问话（将事件按照发展顺序、时间、根据谁、什么事件、在哪里进行连接进行组织）（b）自我认同蓝图问话（受文化中与身份认同相关的范畴影响，个体对于故事所推出的结论，对于自我的理解。J. Bruner，1990；Winslade & Monk，2007）。

人们对于生命和个人的身份认同的叙事可以被看作构成了整个心智蓝图（landscapes of the mind）（M.White，个人通信，1992），也就是说，心智蓝图是由行动蓝图和身份认同蓝图所组成的。通过叙事疗法中的问话，心智的支线蓝图能够得以更丰富地被

---

[1] 参见麦迪根工作坊的资料，治疗对话会议，网址为 http://www.therapeutic-conversations.com.

描述和重述出来。

通过突出空白和重新理解信息，重述故事的对话能够复苏一位当事人的感觉和故事的意义。这些重新被回忆起来的信息给充满问题的叙事带来变化。问话能够不断地挖掘出与当事人能力、希望、梦想以及责任等相关的、较被人期待的本地信息（local information）。对话不再是乏味地、陈词滥调地重复故事，而是变成新鲜、有活力地重新讲述——包括讲述胜任力、执行力和知识的故事。

将不同的蓝图整合一起，叙事疗法提出如下的问题：

● 当事人身上那个被大家所"知道的"或被记住的问题身份认同，是如何在一段时间内被影响、制造和维持的；

● 社会规范中的哪些方面在起作用，使得这一被大家所记住的问题身份认同一直存在着；

● 探察出有哪些文化机制，一直维系着那个被大家所记住的问题身份认同，限制当事人有其他解释，妨碍当事人体会过去曾有的体验。

● 通过质疑找到妨碍当事人的其他因素，这些因素让个体无法置身于文化、职业或者问题之外去重新回想起（re-remember）自己的其他从属故事。

● 话语空间（discursive space）如何能给可能性及不同的话语实践提供空间，通过一系列的拒绝和支持，使得当事人能够表演出那些重新回想起的和他／她更想要的自我；

- 探索有哪些人能够给当事人带来帮助，能为当事人提供一些帮助当事人重新回忆（re-remembrance）的解释，给当事人带来重新融入支持社群的安全感（Madigan & Epston, 1995）。

比如在叙事疗法中，治疗师会向前来咨询的一位男士或男性团体提出问题，质疑那些建构起他们生活的观念。

治疗师会问他们想用哪些词语来描述男子汉的本质，而男子汉的本质对他们来说又意味着什么。我们可以提出以下的问题[1]：

- 使用了这些词语/术语(他们使用到一些词语来定义男人)后，你们认为男人在生活中该怎么做，男人该如何思考生活？

- 是否因为这些特定的观念，所以你才对自己的生活有某种要求，你才按照某种生活方式来生活？

- 这种生活（实践）具体是怎样的？

- 你是如何把这些生活方式与自身相联系的？

- 它们使你与你自身或者他人的距离更近还是更远了？

- 考虑到你与他人的关系，你觉得以这样的生活方式生活有哪些缺点？考虑到自身呢？

- 这些有关男人的观念（生活方式）是如何具体地塑造了你的生活？

- 如果你不得不（或者刚刚决定）要以这种方式来生活，预计一下你在未来的生活中将要做些什么？

---

[1] 以下所罗列的问题受到艾伦·詹金斯和迈克尔·怀特作品的启发。

- 换成他人的角度来看，对于你要采取的这种生活方式，有哪些支持或者反对的理由？
- 你认为在一个男人的成长过程中，这些有关男人的观念最早是在何时产生的？
- 这些观念给你的生活带来哪些可能性，又给生活带来了哪些局限？
- 你是如何采用了这些特定的生活方式的，能不能指出具体的过程？
- 任由这些观念来控制你的生活，这是否值得？

叙事治疗师会让当事人回想一个真实的生活场景，在这个场景中，当事人发现自己置身于那些被认为理所当然的观念之外。治疗师会向当事人提出以下问题：你认为是什么原因让你跨出这一步并有了置身之外的感觉？你是如何为跨出这一步作准备的？当时，在你的生活中有哪些相关的变化发生？你认为自己跨出的是一大步还是一小步？为什么？你是如何接近这一步的？对你来说，它是否是一触即发的？你认为哪些人对你跨出这一步有所贡献？在哪个点上你开始意识到你已经迈出了不同而且显著的一步？

一旦有关过去和现在的观念得以建立，叙事治疗师就可以继续询问以下系列问题：

- 这是否告诉你，你希望自己的生活是怎样的？
- 这是否告诉你，当你作为父母／同事／伴侣的角色时，有一些不错的表现？

- 回想一下过去，你能不能想起其他发生在你生活中的事件，而这些事件正好可以反映出你对于迈出这一步去过不一样生活的喜好？

- 你是否能告诉我一些事情来帮助我理解这一步的背后有哪些更根本的观念？

- 这些早期的事件是如何塑造形成你现在的某些观念的，比如你对于女人和孩子的看法？

- 哪些人对于这些事件的反应最反映了你的观念和信仰？

- 这些信息和经验是否影响到你对性别歧视、男人暴力或者性别不平等问题的态度？

当和这些来咨询的男性进行对话时，叙事治疗师可能会发现，想要以不同的方式来与女人和孩子相处，有这么一个观念是一回事，而把这些知识和有关生活方式的观念付诸实施又是另外一回事。我们可以问以下的问题：

- 是哪些经历触发了这些观念？

- 这些观念具体是什么？

- 你生活中哪些特定的重要人物触发你有了这些观念？

- 他们是以怎样的方式触发你的？

- 他们是否提供了与女人和孩子相处的其他替代方式，而这种方式正是你比较喜欢的？

- 你是在生命中的哪个点跨入这不一样的生活方式的？

- 你是如何发展出完成这些所需的诀窍的？

- 你最初是否是通过不断的尝试，并在失败中不断学习而得来现在的生活方式？

- 如果是，是谁一直给予你反馈？

- 对于你期待的生活方式，是谁提供了示范？

- 他们是否给你提供了类似指导手册之类的东西？

- 如果是，你是如何具体去实践的？

- 有些人触发你采用了不同的生活方式，你想象一下，他们会如何看待自己给你造成的影响？

- 以不一样的方式来生活，假如你想在这条路上不断走下去，你认为自己还需要做哪些？

相对影响力问题（relative influence questions）

从叙事疗法的历史来看，在发展的最初，治疗性的访谈就包括关系的外化（relational externalizing），独特的结果 (unique outcomes)，独特的解释（unique accounts），独特的可能性（unique possibilities），独特的重新描述（unique redescription）[1]，独特的循环传播（unique circulation）问题，以及对体验的体验、对喜好的体验和对历史的体验。

---

[1] 关于问题如何帮助重写来访者的生活，怀特（1988）认为独特的重新描述的问题能帮助当事人重新看待以下关系：与自己的关系（比如，你觉得这些发现会以怎样的方式影响你对自己的态度？）；与他人的关系（比如，你觉得这些发现会以怎样的方式影响你与……的关系？）；与问题的关系（通过这种方式拒绝与问题合作，你是在支持问题还是在削弱问题？）

在叙事疗法的日常性对话中，会包含有相对影响力问题这一环节，这一环节包括三个方面的问话：（a）一组问题旨在找出问题对当事人的影响以及在关系中所感受到的丧失，（b）一组问话旨在鼓励人们去找出他们自己（以及他人）对有问题的生活的影响（White，1988），（c）第三组对话旨在让当事人抛开问题的控制，尽量找出独特的结果或情境，从而让当事人体验到这些对于生命体验的影响。

相对影响力问题，通过将各类问题交织在一起，来促使当事人重新讲述自己的故事，从而让当事人不仅可以对问题获得各种不同的理解，而且能够意识到自己在面对问题时所具有的能力和技巧（Nylund & Thomas，1997）。以下提供一个叙事疗法访谈中所用到的框架和结构，这是我在与艾普斯顿和怀特学习与工作时所学到的访谈方式（这种方式在世界各地被使用，尤其是在温哥华叙事疗法学校）。

找出问题对当事人／家庭以及其关系的影响

问题如何影响到当事人的生活、当事人的各种关系，问题又给当事人带来了哪些丧失（loss）[1]？找出问题给当事人／当事人的各种关系所造成的影响，能够帮助我们和当事人从更多的方面来理解近经验的（experience-near）、充满问题的故事（problem-saturated

---

[1] 本节中的资料节选自《怀特／艾普斯顿类型访谈框架》（*Framework for a White/Epston Type Interview*，by S.Roth & D. Epston）参见 http://www.narrativeapproaches.com/narrative%20papers%20folder/white_interview.htm，版权属于德威出版中心，经许可后改编。

story）。

对于咨询师来说，很关键的一点就是要花足够多的时间来设计一系列的问题，通过这些问题，当事人可以从不同的角度更为细致地觉察自己的体验，让当事人了解到问题对其生活及各种关系的影响以及他们对此的反应。我经常会追问当事人生活中与问题有关的各种丧失。比如，长期受药物、厌食症、焦虑症等问题困扰的当事人，他们经常会报告说有和朋友、学校、工作、爱好以及家人有关的各种丧失。

在这一阶段的治疗中，治疗师广泛性地了解当事人的各种情况，这能够为后续寻找到独特结果打开各种可能性。谈话中也会发现很多当事人的实例，让我们从中可以发现当事人对于问题进行描述的语言习惯（Madigan，2004）。治疗师可以询问如下问题：

- 工作生活中的焦虑的特点是什么？工作之外的生活里，焦虑的特点是什么？人际关系中的焦虑的特点是什么？
- 当焦虑发生在你身上时，你对未来的期望是什么？
- （正如你自己所说）"焦虑破坏你的人际关系"并且让你没时间和朋友在一起，对此你是感到满意还是不满意？
- 对于焦虑与你自身的关系以及对你的人际关系所造成的影响，你感到最不满意的是哪个方面？

找出个人 / 家庭给问题的生活带来的影响

通过找出人们是如何助长问题出现的各种影响因素，当事人就可以逐渐把自己看作自己故事的作者，至少是合作者。他们就能够朝前迈进一步，成为自己生活的主导者，成为有关自己生活故事的最初的作者。在这个阶段，多方面的寻找，不仅创造出更多机会让人们在随后找到独特的事件，还能提供许多例子让人们发现个体围绕问题进行表述的语言习惯（Madigan，2004）。治疗师可以询问如下的问题：

- 你是否无意间助长了焦虑对你生活的控制？
- 在你的生活中，哪些人或者情境使得焦虑成为了你生活的中心？

独特结果的问题（unique outcome questions）

独特结果的问题让人们开始注意到那些与占主导地位的问题故事相矛盾的行动和意图。这些可以发生在治疗之前，也可以发生在治疗的过程中，也可能会发生在将来。

- 鉴于焦虑鼓励一种过分的责任感，你是否有时也能对此进行一下反抗，满足一下自己其他的愿望？这给你带来绝望还是快乐？为什么？
- 你是否想过好多次了——即使在一瞬间——你可能会踏出焦虑的控制？摆脱了焦虑的世界是怎么样的？
- 我在想，你今天是不是先甩掉了焦虑，才能来这里进行咨询？

- 你是否觉得，那些能帮助你支持内心希望的东西也可以帮助你避开焦虑？

- 你能试想一下未来的某个时间，你可以无视焦虑的存在，让自己稍微休息一下吗？

独特解释的问题（unique account questions）

在识别出独特结果后，咨询师和当事人就能在此基础上展开更加充分的对话。独特结果开始逐渐演变成当事人更喜欢的、替代性故事的特点。独特解释的问题，能够邀请当事人进一步理解例外／替代的意义，不再仅仅是由问题讲述的、占主导地位的故事（比如，我总是焦虑）。尽管这些例外没有被登记为特别明显的、有趣的或不同的，但是一旦被说出来、被发现，它们就能与问题故事并行存在，作为正在生成的、具有连贯性特点的替代叙事的一部分。

独特解释的问题／回答使用能动性（agency）的语法，将每个独特结果都置于历史架构中，每个独特结果都被纳入具有连贯性的历史，即与问题所造成的压迫进行抗争／斗争／抵制的历史。

- 你是如何抵抗住了焦虑让你独自待在家里的控制，让自己回到学校的？

- 鉴于焦虑已经控制了所有的方面，你是如何做到不被它推着走的？

- 你是如何抵制住焦虑的压力，让自己不再担心，拒绝了它对你提出的要求？

- 当你毫无负担地看电影时，你是否更容易摆脱焦虑的控制？

- 你今天能来到这里，这是否就可以看作对于焦虑的极端抗命形式呢？

独特重新描述的问题（unique re-description questions）

独特重新描述的问题邀请当事人从对自己、他人以及他们的关系的独特重新描述中发展出更多的意义。

- 通过独特重新描述，你发现了哪些你不曾知道的内容？

- 给自己找点儿乐趣，你是否觉得自己开始变成一个更愉快的人了？

- 在你的生活中，在那些认为你的焦虑症状好转的人之中，谁是第一个被发现的？

- 当你的人生有了新进展，你变得不再受焦虑困扰，谁会支持你？

- 你最想关注谁？

独特可能性的问题（unique possibility questions）

在当事人对自身以及自身与问题的关系有了独特解释和独特重新描述后，在此基础上，治疗师会提出独特可能性的问题，独特可能性问题被视作下一步问题。这些问题邀请当事人对个人的、关系的未来发展进行推测。

- 你开始有了一点乐趣，也在生活中尝试了一些小小的冒险，你觉得自己下一步该怎么走？
- 在未来的天／周／年里，你是否认为自己会沿着这一方向走下去呢？
- 你是否认为这么做，就能改善自己之前萎靡不振的关系、寻回友谊或者让自己重新获得活力呢？（对话可以回到独特重新描述的问题。）

独特循环传播的问题（unique circulation questions）

循环传播开始喜欢的故事，包括他人。循环传播新故事很重要，因为能够加速和促进替代故事的发展。

- 对于自己生活的新方向，你有没有想要告诉什么人？
- 一旦知道你生活有了这些新进展，你猜谁会最高兴？
- 一旦知道你的这些新进展，你觉得谁会最兴奋？

- 你会想要把最新情况告诉他们吗?

体验之体验的问题

体验之体验问题邀请当事人从听众的角度看待自己的故事,通过他人的视角,用独特解释来审视自身。

- 当我听到你是怎样甩开焦虑并且已经取得了一些乐趣和冒险后,你觉得我会怎样赞赏你?

- 你的生活有了新方向,而且在这个方向上你也取得了重大进展,你觉得希尔达(她或他最好的女性朋友)对此会怎么想?

历史定位独特结果的问题

这些问题代表了体验之体验的问题的重要类型。对于独特结果进行历史性的解释,就是允许一组新的问题来询问历史性的情境。这些问题旨在(a)发展替代性故事,(b)通过值得回忆的历史来建构新的故事,(c)提高故事进入未来的可能性。对于这些问题的反应,能产生出现在的替代性历史(histories of the alternative present, M.White, 个人通信, 1993)。

- 在那些认识你很多年的亲朋好友中,对于你跨出的这一步,谁最不会感到惊讶?

- 在那些看着你长大的人之中,谁最相信你能找到摆脱焦虑的方式?

- "某某"曾经看到你做过哪些事情,因此,他或她能够猜测出你可以跨出这一步？

- "某某"认为你具备哪些优秀的品质，因此他或她不会对你的进展感到惊讶？[1]

较喜欢选择的问题 (preference questions)

较喜欢选择的问题在整个咨询过程中都会用到。很重要的一点就是，结合以前的问题和较喜欢选择的问题，让当事人评价自己的反应。这可以影响治疗师进一步的提问，以此来检查是否治疗师的喜好超越了当事人的喜好。

- 这是你最想要的生活吗？为什么？
- 你觉得这对于你而言是好是坏？为什么？
- 你把这看作是自己的优势、问题的劣势；还是问题的优势、自己的劣势？为什么？

对治疗师的问题进行咨询 (consulting your consultants questions)

对治疗师的问题进行咨询，能够让一个人从当事人的身份转变

---

[1]一旦治疗师掌握了问题的框架和概念结构，比如时间性问题（过去、现在或未来），独特解释的问题，独特重新描述的问题等，他们就能轻松地应对访谈和情境。

成治疗师的身份。治疗师总是把局内人知识（insider knowledge）看作是独一的和特殊的知识，因为局内人知识总是与他或她对于问题的体验有关系，而体验是鲜活的。局内人知识被记录，并且还可以展示给其他有着相似困扰的当事人（Madigan & Epston，1995）。

- 鉴于你了解厌食症是怎样吞噬你的生命，你想要就此给其他人哪些警告呢？
- 作为一名反厌食症的老将，以及你过往的体验，对于那些还在与厌食症进行斗争的人们，你推荐哪些充满乐趣和冒险的应对策略呢？

叙事疗法中，访谈的结构是通过问题组建起来的，能够帮助人们去填补不同替代故事之间的鸿沟（在充满问题的故事中没有被讲出来的内容）。话语结构（discursive structure）帮助人们解释他们鲜活的体验，进行想象，并且把这些重新记起来的故事进行循环传播，以此作为产生意义的源泉。

叙事疗法的过程激发个体的兴趣和好奇。结果，个体生命的替代故事就被增强了（Turner，1986），而且能更深层次地植根于历史之中（鸿沟被填平，这些故事线索也被清晰地命名）。

质疑的问题（counterviewing questions）

从我个人的经验来说，我在治疗中总是在提问题，或者说99%

的时间都在提问题。[1]这种方法是大卫·艾普斯顿和迈克尔·怀特传授给我的，而且我认为这种方法最让人感到舒服。

对于有经验的叙事治疗师来说，提问题并不是意思明确的、不存在疑问的交流方式。作为一种叙事疗法的常用方法，问题指向持续的探索，让人们在族群话语中去定位问题，了解我们的问题从何而来，又有着何种历史背景（Madigan, 1991a, 1993a, 2007）。[2]治疗师的责任就是，发现那些影响问题形成的因素，讨论我们为什么会使用这些问题来与治疗中的当事人进行交流（Madigan, 1991b, 1992）。询问治疗师他们为何会在治疗中提出那些问题，这也是进行叙事疗法督导的关键所在（Madigan，1991a）。

仔细回顾治疗过程，能够让我们想出很多质疑的问题（Madigan, 2004, 2007）。围绕问题组织起来的叙事疗法，体现了叙事疗法所采用的解构性的治疗方式。叙事的问题，对于占主导地位的故事版本既尊重又批判，逐渐否定了现代主义、人本主义、个人主义心理学的观点。

叙事疗法的质疑还创造出如下的治疗环境：

- 探索当事人的体验以及和问题有关的体验，找到一些存在矛盾的地方，通过一系列的提问去探索内化的问题话语，旨在去除定案的（finalized）、重复的问题对话，创造出更多关系的、情境的对话。

---

[1] 我发明出质疑的问题这一方法，以此探索和解释叙事治疗访谈中的解构方法。
[2] 进一步阅读，参见如下资料（Hall, Mclean & White,1994; Tamasese & Waldegrave, 1994，*Dulwich Centre Newsletter*, Nos.1and 2）.

- 发现抵抗和独特的解释，这些都无法在被讲述出的故事中得到解释。

- 让当事人思考该如何解释这些不同。

- 赞赏并将这些看作是文化抵抗的行为。

- 重新建立起关心当事人的社群。

在叙事疗法中，这种具有不断解构特点的质疑方法通过如下方式，给治疗访谈创造出关系的图景（relational world）：

- 质疑是批判地看待意义的专业体系，揭示这些体系是如何拥有主导地位并如何进行命名的。

- 对于有关当事人的所有已写出来的专业文本（档案），质疑都将其看作是对治疗师的诱惑，让他们想当然地按照特定的观念来行事，并且将特定的知识与存在方式凌驾于其他之上。

- 质疑在于解密各种专业的、文化的作品，通过反方法（antimethod）的方式抵制处方（prescription）——它想要找到问题是如何被产生和复制的，而不是把问题压下去然后说它原本就是这样。

- 话语操控着各种劝说，而质疑就是要去寻找前者是如何限制了我们理解和行动的各种方式。

- 质疑也引导治疗师去探索治疗师自己对于问题的理解是如何定位于话语之中的。

- 质疑允许我们去反思，让我们了解到那些打着正义旗号的、道德—政治的体系是如何影响了我们，我们又是如何在它们的影响下去制造和再制造自己的生活的，问题并不单是一个既定的精神疾病的诊断报告。

质疑与叙事疗法：尊重

叙事疗法中的质疑是值得我们尊重的。这一方法试图（a）"公正"地让人们讲述出他们的困扰，（b）尊重他们关于生活中的问题的体验，（c）赞赏他们已经作出的努力，以及（d）重视并且记录他们是如何应对问题的。

咨询师的任务是描述并了解被讲述故事的复杂性，以促使发现更多的矛盾之处，然后利用这些矛盾带来更多不同的结果，通过持续的反思，从而引向那些需要我们注意的"有价值的灌木丛"（White，1997）。注意到故事中的矛盾，能够带来重新看待故事的其他视角，以解开那些被掩盖的内容。这些不同的视角似乎就并排躺在一起，并且互相连在一起，但是它们之间似乎有着一种张力，使我们能够在某一个时刻以不同的方式看待这个世界。

单视角的故事把人们限制在问题的或是专业的视野中。与专业的立场不同，来自当事人的视角，能够让当事人尽力去发现动摇问题的方式，或许能摆脱专业人士在诊断中给当事人贴上的标签。尊重不同的视角，并不意味着我们放弃自己的立场，而是意味着我们要清楚地知道自己的立场是什么。

质疑与叙事疗法：批判

在叙事疗法中，质疑经常会针对很多其他的治疗实践，在这些实践中，有关自我和他人的观念深入其中，并且一步步地把我们引导至错误的问题本质。叙事疗法实践不假设有这样的自我，不认为在"表面事实之下"有着一个所谓的自我。质疑也让我们意识到，有关自我的主流观念总是打着助人的旗号，以这样的伪装进入治疗实践。

对于精神困扰的主流叙事，总是在我们以为自己找到出路的时候又快速地把我们困在问题之中。质疑的任务就是把问题放置在（文化的）话语的实践中，以此来理解权力和知识[1]的结构是如何让人觉得他们自己应该为问题负全责，让他们觉得自己没有办法改变问题，也无法获得更多的希望。在质疑的实践中，只有我们允许其他竞争的解释和其他的实践进入，改变才会发生，希望也才能重新升起。

内在对话的问题习惯

我对内在对话的问题习惯感兴趣最早始于 1993 年，当时艾普

---

[1] 怀特（1995a，1995b）写道："病理学话语隐藏在令人印象深刻的语言中，后者要求建立一种客观的实在，心理健康的专业人员在使用这种话语处理前来咨询的来访者时，就能够按照这种话语的方式进行谈话和治疗，而且不必面对这种方式所带来的真正后果。如果我们的工作就是让来访者去服从'事实'，我们就不会看到我们如何与来访者谈论他们的生活所产生的后果，也不会关心该如何组织我们与来访者的互动；'事实'使得我们可以逃避反思我们所使用的建构和治疗性的互动对塑造来访者的生活造成的影响。"

斯顿提到，他在治疗中遇到很多来自世界各地的女性都困扰于厌食症和贪食症的问题。他观察到尽管这些女性使用的语言不同（比如英语、法语、西班牙语、瑞典语等，差别很大），但她们用来描述厌食症和贪食症的内在习惯化的语言[1]却基本一致。由此我们得出的结论是：关于饮食障碍的言语、实践、规则以及仪式已经"出口"到世界各地！我吃惊地目睹并意识到，专业的话语是如何快速地传播进不同的文化。

　　一旦有了上述意识，我们就开始更加深入地了解福柯的作品，尤其是他对于边沁所设计创造的圆形监狱模型的话语，以及他对于权力／知识，主体化以及内化文化话语的话语。我们开始（在治疗中）研究话语机制有哪些，它们是如何使得内化的文化话语运作起来的，它们从何而来，哪些支持因素支持着这些有害的话语，以及它们如何影响着我们的生活。在温哥华学校开展叙事疗法的过程中，我们开展的项目旨在准确找出内在问题习惯言说的内容是什么，个体对此的反应又是什么。

　　在我们仔细研究和记录内在话语问题的过程中，我开始意识到，从摇篮开始，人们已经通过模仿学习着文化的符号——复制着自己观察到和听到的内容。这就是所谓的仪式遵循。从先于我们已习得文化的人那里，我们学习着如何走路、刷牙、骑自行车、拼写单词、说出言语以及遵循道德和好的习惯。我们不断调整自己的言论、行

---

[1] 参见麦迪根（2004）关于内在语言的作品，书籍《喋喋不休——高效问题的8个对话习惯》（ *Chitter-Chatter—The 8 Conversational Habits of Highly Effective Problems* ）正在写作中。这部著作用后结构主义的、有关大众的、精神健康观念来反对自助类书籍中所倡导的观点。

为的方式以及看待这个世界的态度，所因循的是一个内在的、分散的、反映着他人的"卡拉 Ok"机——而他人也是如此。我们唱着他们正确或错误的歌曲，并且根据文化进行分类。在我们生活世界的生成话语空间中，叙事的可能性没有被限制去排除其他理由的多样性和融合。（Madigan, 2004；Nylund & Ceske, 1997）。

通过仔细阅读咨询中的谈话记录，我们发现，作为公民，我们都和自身（以及想象中的他人）一直在进行内在的对话活动，作为一种衡量我们自身与外在世界的方法，试图以此来判定我们是否适应社会和被接受，并思考我们是否"正常"（正常的父母、雇员、合作者，等等）。这种内在对话是一种有着调节功能的话语，按照主流文化观念所设定的标准，哪些被认为是正常的生活／存在。作为公民，我们表现、制造、反映着这些主流的观念，并且因此共同塑造着我们的生活。

在艾普斯顿的影响下，我花了很多精力从事民族志方面的研究，其间得到了很多专业人士特别是温哥华学校反贪食症／厌食症联盟的帮助。我们共同发现的结果是，存在着 8 种最基本的、有害的对话习惯[1]：①自我监视／听众；②非法性；③恐惧；④负面想象／令人反感的比较；⑤内在争论；⑥罪恶；⑦绝望；⑧完美主义。以下是我们在研究中发现的有关这 8 种内在对话习惯的简单介绍。[2]

---

[1] 我想人们可以做一个很好的论证，包含愤怒、不信任、指责、羞耻和无数其他内在问题的谈话，在他们的评价中是完全正确的。

[2] 叙事治疗对话中经常被关系外化的是 8 种内在问题对话，我们置身其中的、文化的、喋喋不休的对话。

自我监视 / 听众

在之前，我们已经讨论了福柯客体化分析时的第三种模式，通过这种方式，人将自己变为主体（Madigan，1992），福柯将此称为客体化（Foucault，1965，1983）。主体化涉及"自我形成"（self-formation）的过程，而在这些过程中，个体是主动的。福柯最早关注那些促使人们去主动进行自我形成的技术。他认为自我形成有着长期而复杂的历史，对我们的身体、思想和行为进行一系列的操作（Foucault，1980）。这些操作导致了自我理解的过程，而在这个过程中，外部的文化规范调控着人们内在的、内化的对话。福柯（1973）认为，人们根据他们对既定文化规范的解读来控制和引导自身的观念与行为。内化的对话，也就是我们把文化内化到自身时的对话，是既定社会规范让个体进行自我控制的方式。这就是为什么处于不同文化范畴中的个体会掌握各自特定的道德规范，属于各自的文化，也反映着他们对生活不同的表演方式（Madigan，1999，2003；Nylund，2007a）。

在这种递归性的 / 话语的框架中，往往都是负面的知识，而这些知识都指向充满问题的个体[1]。内在进行自我监视，思维中也存在着只批判和否定个体的"听众"，这二者存在于任何问题之中，如果没有了内在的自我监视行为，也没有总是伤害个体的观众的支

---

[1] 英国精神病学家莱恩（R. D. Laing）在其创作的诗集《结》（*Knots*）中有相似的观点，我相信这也类似于哈利·斯塔克·沙利文（Harry Stack Sullivan）提到过的投射性认同，但是，他们二者的思想都忽视了后结构主义的观点，即在主流话语中找到导致问题对话出现的社群对话因素。

持，问题早已不存在了。问题常常发生在如下情况中，即"我觉得你认为我在想"（我是一个不好的人、不好的合作伙伴、不好的儿子，等等），这些想法让人们把别人如何看待我们的话语内化到自身中来，而这些话语往往又被想象成是负面的。

以下是针对这一问题的质疑方式：

- 听众、说话的人是谁?

- 那些喋喋不休的对话在说些什么?

- 它们是如何起作用的?

- 哪些方式在支持着这些监视着我们的听众?

- 关于特定问题的听众到底包括了哪些人?

- 除了监视着我们的听众之外，什么和谁是会支持着你的另一批听众呢?

- 哪些话语对你内在的自我监视系统影响最大呢?

- 在什么时候自我监视是最自我支持的呢?

试想如下的场景：你是服务于精神健康领域的一名专业人员，最近刚刚离婚，而整个过程让你觉得很糟糕。对于离婚事件，有很多否定的推力和听众在促成你内在的故事，而这些否定的声音和听众涉及很多机构和个体。否定的对话中又谈到你从过去到现在的各种缺点，以及与生者和已逝者交往中发生的问题。内在的、否定自我的观察、自我监视／听众所采纳的一些有关你的负面观点来自于律师团、法官、孩子、以前的同事、前妻／前夫、家人、朋友、同事、学生、邻居、父母和亲戚（在世的和不在世的）、专业团体、宗教

团体、银行家和会计师、新的以及想象中的联系人／同事、陌生人、
杂货店老板、干洗店店员，孩子的老师、上帝等，不胜枚举。

　　他们说了什么？你的反应是什么？他们说的话是否影响你对自
己的看法？那些你想象出来的、认为别人是如何负面看待你的想法，
是否影响到了你如何生活以及你怎样与他人建立关系？

　　质疑的问题包括：为什么这些有害的对话要把你以及你对自己
最好的评价分开呢？为什么这些有害的对话要把你以及爱你的人分
开呢？你认为离婚改变了你作为一个个体的所有方面吗？你认为离
婚让所有曾经爱你的人（包括你自己）都转而反对你吗？你感到问
题给你带来的困扰好像是在被一群狗仔队负面骚扰吗？你如何看待
流言蜚语以及那些传播流言蜚语的人呢？有哪些其他的好的观念，
比如你对待婚姻更加成熟了等，这些观念能够让你不那么负面地看
待自己，或者能更加理性和真实地看待自己吗？有哪些关于婚姻和
离婚的特别观念支持着你对自己的负面看法呢？

　　那些缺乏依据的、负面的、自我监视／听众的对话经常让个体
与关系分离。通过重新建立连接，重新回忆起其他更充实的故事，
这些对于改变的发生至关重要。关注并且说出重新恢复的希望，计
划出让希望回归的行动步骤（摆脱那些负面习惯的困扰），都是有
帮助的方法。

非法性

关于习惯的内在工作，我最早是在 1997 年有所接触，温哥华

大学的教授及叙事疗法的同仁维奇·雷诺兹（Vikki Reynolds）[1]
当时在开展一系列的治疗工作，治疗中的当事人是一些避难到加
拿大的政治难民，他们在自己的国家因为政治信仰的不同而遭受
过折磨。维奇也邀请我参与到治疗中，于是我得以近距离地感受当
事人那些缺乏连接感的以及非法性的体验。通过治疗，这些当事人
不仅能正视自己的体验，而且还赋予了体验以合法性（Reynolds，
2010）。于是，我开始广泛地使用这一方法，在我的治疗中经常去
考虑当事人生命中那些被认定为具有非法性的体验。

内化对话的习惯涉及的问题包括是谁有权力讲出个体／问题的
故事。当问题质疑着个体的合法性和人权的时候，一种缺乏价值感
的体验就会出现。人们感到无处归属，没有安全感，感到自己在生
活中就是一名难民。人们在回想自己的生活／关系时，经常有种欺
骗别人或者自己有缺陷的感受。顺便说明一下，我发现很多治疗师
和"督导"在心理治疗中也会有非法性的体验。

我以如下的质疑方式来反对非法性的话语：

- 谁拥有权力来建构有关人的、合法的故事？
- 合法性的标准是如何产生的？
- 在我们关于合法／非法的体验中，归属感被搁置在什么地方？
- 通过怎样的方式，故事得以被协商和传播？
- 怎样的知识／权力决定着谁正常以及谁不正常？

---

[1] 自 2004 年以来，维奇·雷诺兹一直担任温哥华叙事学校的教师，其作品参见网址 http://
www.therapeuticconversations.com.

● 哪些问题的故事和方式助长了和非法性有关的故事？

● 哪些替代性故事有助于我们去解构有关非法性的故事，并让我们重新回忆起我们所具备的、其他更被期待的方面？

在治疗中，我们会遇到非常多的当事人，他们都觉得自己是没有价值的公民、父母、孩子、治疗师、雇员、合伙人，等等。这些人感到自己是非法的、没有价值的和欺骗他人的，在这些人中间，有遭到性侵犯的年轻人；有感到自己被忽略的雇员；有被迫隐藏自己身份的同性恋男子；有认为自己自私的新手妈妈；有不敢讲话的害羞者；有不敢出门的超重者；有羞于被家人看到的社会援交者；有感觉被正当权利"无视"的有色人种；有感到自己没用想要放弃工作的治疗师，他们不想再给当事人带来"更多的"危害。

非法性的习惯说出了个体在自己的日常生活中缺乏连接、关注和归属感的体验。这种有害的习惯让人们看不到造成自己状态失常的很多原因，没有想到是自己所在的西方社会主流规范的影响。相反，这种习惯的对话总是责备、谴责个体，就像一位当事人对我所说的，"我是生活的失败者"。

如果我们在质疑这一习惯时能够采取后结构主义的立场，那么，我们就会逐渐把个体的体验和更广范围里的观念连接起来，其中就包括提倡惩罚的价值观、各种道德标准和期望。通过这些发现，我们就能努力着去抗衡那些压迫性的规训对话，而正是后者认为个体应负全部责任。

我以如下的质疑方式来反对非法性的话语：

- 你觉得谁在支持着你缺乏归属的这个故事版本?

- 你是否曾经质疑过其他人认为你非法的观点?

- 社会中哪些观念的存在导致了你很难成为一名合法的公民?

- 那些有权力和影响力的人或物(比如老板、书籍、电视、医生)是否讲述了一些有关你的故事,而这些故事又强化了你的无力感?

- 你是否觉得,你越是想向某些人(或某些团体)努力证明自己有合法的价值时,你就越感到自己的非法性?

恐惧

话语习惯利用了人类最为恐惧的事情,缺乏连接、孤独、自我怀疑。问题制造出的"恐怖电影",就像是我们最可怕的梦魇(现在、过去和将来),借此让我们停止了新的观念,阻止我们朝自由迈出任何一步。

我以如下的质疑方式来反对恐惧的话语:

- 在我们的文化中,人们最害怕的是什么(比如,变穷、被边缘化、被人避之不及、被孤立、被遗漏、不被接纳)?

- 在我们的生活体验中,哪些观念促使恐惧感出现?

- 恐惧是如何极大地破坏着你的想象力?

- 通过怎样的方式,恐惧不仅制造出令人害怕的后果,又将责任推卸为当事人过于懦弱呢?

- 恐惧是如何让个体失去认可和赞赏自己人生的能力的?

- 在什么情况下,恐惧被人看作只是有点吓人的小问题呢?

● 在什么情况下，恐惧开始自食其果，害怕当事人站起来去抵
　　制它呢？

这些被内化了的消极的恐惧，不同于那些有合理性的恐惧。儿
童的确需要害怕在车水马龙的大街上行走，蔑视女性的男性至上主
义／种族主义／对同性恋的憎恶（或恐惧）的确存在，狗有时也会
咬人，飞机有时会坠毁。另外，男女约会强暴有时的确会发生，
喝了过期牛奶会胃痛。知道那些合理的恐惧有助于我们构建安全
的生活规划。

恐惧的习惯性则是另外一回事。恐惧带来的习惯性的对话是
现在进行的、欺骗的、有害的和"非理性的"，而且绝对是不安全
的！对话制造出使人虚弱的情境，充满了死亡、迫害、孤立和被拒
绝的意象。这被描述为"强大的外力压在我的胸部，把生命从我的
身体内挤压出去"。很多主流的叙事给予恐惧更多的能力，让它得
以在个体的生命中不断被放大。恐惧就像是幕后的"小引擎"（类
似于窗帘背后躲着的巫师），是所有让你生活变得一团糟的事情的
原因——那就是，人们会以各种方式伤害你、拒绝你，以及你在生
活中会放弃的全部原因。

恐惧的伎俩（像其他的习惯一样）是为"硬币"的两面都进行
辩护（不管你采取哪一面，结果都很糟）。我的意思是，恐惧对话
制造出让人害怕的场景，同时又责怪个体害怕这些场景或者责怪个
体想象出这些场景是有些疯狂的倾向。这就是第二层的恐惧——对
恐惧的恐惧。

在咨询的较早阶段，和当事人谈论恐惧所带来的有害话语，会让当事人感到尴尬。但正是在这种尴尬的体验中，个体发现自己有能力获得安全感、接纳感和力量。

我以如下的质疑方式来反对恐惧的话语：

- 你是否意识到恐惧影响了你的生活？

- 恐惧是否尝试着把你困在箱子里，让你无路可走，最后带你进入死胡同？

- 世界范围内每天都发生着令人感到恐惧的事情，恐惧是否就利用这点来夸大发生概率，从而告诉你这些也会发生在你的身上？

- 你可曾发现恐惧正在夸大它的情况？

- 恐惧是否利用了一些我们已有的常识观念（比如，失业、死亡、疾病和孤独）？

- 恐惧是否让你觉得自己是生命的过客？

负面想象 / 令人反感的比较

负面想象就是只收集时空中的负面信息，有过去的，也有现在的，以符合问题的框架（Bateson，1979），并据此预测未来有"更多相似"的负面结果出现。负面想象对生动的人格给出囫囵吞枣的描述，遗漏了那些有关生存、爱和连接的体验。它经常给事件制造出"最坏的结果"。负面想象——通过令人反感的比较——经常把个体给"比下去"。无论何种环境或者何种故事，个体都只是感到自己无法"达到"特定的标准。完美主义的暴政和对它永不终止的追求又加剧了负面想象的习惯。

我以如下的质疑方式来反对负面想象和令人反感的比较：

- 负面想象是如何控制所有有关人格的故事的？
- 负面想象使用了哪些伎俩和同盟来创造出令人信服的负面的故事？
- 对于"你应该如何"的一般观念是怎样的？当这些一般观念试图以此来解释你的生命时，它又封存了哪些其他的真实体验？
- 负面想象如何"汇流"到问题的故事中？
- 如何才能突破负面想象的框架？
- 我们的族群是如何形成如下体验的，即没有达到或者永远都不会达到符合文化规范的要求？
- 哪种正常化的观点最会让个体体验到（不愉快的）负面的对比？

有人将负面想象比作"没有刹车的火车"，因为负面想象的对话一旦开启，就很难停下来。胳膊上的一粒色斑就让你开始想象谁会来参加你的葬礼，配偶赴宴迟到就被想成和邻居去了汽车旅馆，小孩乱发脾气就被认为以后不可能考上大学，同事无意的一瞥就被认为自己要被辞退。

一位年轻的女性把令人反感的比较描述成"自己被所有遇到的人嫌弃"，这些人包括贴在大街上的海报中的人、没有说话的人或物（甚至是动物）以及她不认识的路人，在她脑海中，他们都把她与"应该如何"进行对比，结果她被比了下去。被这种思维模式习惯控制着生活，她相信杂志照片上的模特也认为她的身体恶心，隔壁的狗都不希望有像她这样的主人，每一个路人都不喜欢她。要想吐露和讨论这些被内化的负面对话，就得打碎它们的合理性以及铁一般的逻辑。

内在争论

问题的对话喜好以混乱的战术进行争论，它们并不在乎争论中站在哪个立场上，而是为各种对立的立场进行辩护。争论是耗尽心力的自我怀疑的过程，经常让人不仅无法得到答案，还陷入了思维的瘫痪状态。这一过程有时被称作"瘫痪的分析"。内化的争论经常控制着我们的想象力和创造力。

我以如下的质疑方式来反对内在争论的话语：

- 争论不断升级所依赖的体制化标准是什么？

- 争论利用了哪些有关特定行为的、已有的道德标准？

- 通过何种方式，内在争论抓住了我们对话的"核心"？

- 据说我们每分钟以 1 200 个单词的速度进行内在讲话——平均一个人一天花多少时间进行内在的争论呢？

- 我们可以以何种方式来庆祝和赞赏自由的时刻，从此可以摆脱那些体验的困扰？

- 摆脱问题为中心的争论意味着什么？

试着想象一下从现在的工作岗位辞职会怎样，或者想象着去重新体验与你所爱的人展开一场对话，或者开始考虑是否要戒烟。内在争论的习惯会立马将个体的全部对话都用去讨论这个问题（更别提我们日常中要做的成百上千个决定了）。

这一习惯让人从不同的立场（还包括他人的立场）去争论、反争论，在时空领域内一次又一次地进行。参加了温哥华贪食症和厌食症治疗团体的成员，在谈到有关内在争论的体验时说，这是一个令人心力交瘁的工作，总是努力着去做"正确的事情"。即使作出了一个决定，对话还再继续讨论着这是否是一个正确的决定！一圈一圈，永无休止。加上其他习惯，特别是自我监视／听众的习惯，你能看到一个人是如何被拉扯进上百个不同的立场的陷阱之中，想象着其他人是什么立场，是支持还是反对，对于每件事都如此纠结。像这样的谈话耗费了我们太多的精力，除了不知所措之外，鲜少有其他的结果。

在可怕的，甚至有些谋杀倾向的有关饮食失调的对话中，内在争论占有很大的比例（参见 Grieves, 1998；Madigan & Epston, 1995）。内在争论涉及卡路里计算、数字计算、运动、身体监视、是否要做 1 000 ～ 1 500 下仰卧起坐，对于每件事都不断争论着是否要这样或者是否要那样。最后的结果是，密切关注着自己的所有习惯，以至于当事人举步维艰（他们永远都在计算之中，结果要么是完全错误，要么就是还不够完善）。大卫·艾普斯顿把这种现象比喻为"钉在十字架上的困境"（Epston, 个人通信，2002 年 7 月）。

内在争论的过程毁掉了我们对自己的信心、支持和信任。我曾经接待过一名这样的当事人，他的母亲处于弥留之际，无法讲话，于是，他们一家就为了是否要在母亲百年后火葬母亲而发生了激烈的争执，争论使家庭成员彼此关系糟糕，彼此孤立，互相疏远。

一对夫妻因为冲突来找我咨询。我们发现他们为某些事情"大声"争论的次数还不及他们在内心讨论这些事情的"百分之一"，他们开始意识到彼此之间最主要的冲突是他们在各自的内心讨论中都过于恶毒地想象了对方。

他们有时都很难分辨出哪些是自己实际说的和做的，哪些又是他们想象出来的。一旦他们发现了可以停止内在争论（停止想象中的与对方的内在争论）的互动方式之后，他们之间的冲突就能得到有序处理并最终得到解决。

另一个当事人告诉我，尽管她做了三次检查，结果都是阴性，但是她还是确信自己已经感染了 HIV 病毒。同样的，她也被内在争论以及争论所带来的惩罚后果控制了人生，她已经开始放弃和失去所有她曾经爱过的人或物。

并不是所有的内在争论都会带来和上述案例一样极端的负面后果；但是，这一习惯的确带来了暂时的思维瘫痪、痛苦、不信任、强迫思维、轻率，正如一位当事人说的那样，"把时间都白白浪费掉了"。我将这一习惯比作西西弗斯所遭受的折磨，不断地将巨石推向山顶，然后只能无望地看着它又滑到了山脚。

更多的质疑问题还包括：对于如此之多的内在争论，你是否意识到谁是支持的，谁是反对的？你是否曾经回顾一下，看看你究竟花费了多少时间来与自己进行内在的争论？对于这些"徒劳无果"的对话，你是否已经很多次地感到厌倦和疲惫？当你停止内在争论的时候，你是否开始感受到一种平静的体验？你是否曾经聆听争论并发现它们让你快乐呢？你是否意识到是谁或者是什么站在这些对话的背后？

绝望

这一有害的对话习惯所带来的观念，使得所有的帮助、族群和连接都变得没有意义。那些在问题框架以外的、能带来希望的经验和故事都变得没有意义了。这一策略让问题变成"放弃了"所有可能的事情。

我以如下的方式质疑绝望的话语：

- 还有哪些问题的存在使得你有了绝望的体验？
- 你的族群是如何看待一个人的绝望感的？
- 哪些体制的话语和实践促使绝望感的出现？
- 有哪些其他的实践能够支持你找到希望？
- 因为哪个特定的事件，绝望感被特别引发出来？
- 哪些特别的信念或者哪个人，使得你对自己感到很绝望？
- 你有没有曾经在哪一个时刻体验到一丝对自己的希望？

绝望有很多表现形式，但最主要的形式就是让我们觉得应该放弃自己（Anderson，1987）。人们把这种体验的感觉描述为"没有出路""被困住"以及"生命很虚妄"。绝望让人的思想和行动都可悲地陷入了停滞状态。绝望让人们觉得生命走入了死胡同，让人们把鲜活的体验挤压为狭窄的、有限的、静止的图景。

还记得汤姆摆脱抑郁的例子吗？从几十年来成功的工作岗位（他的同事是这么称赞他的）退休，汤姆来见我，是因为他活下去的欲望很微小。绝望让他没有深入地回顾自己已经走过的人生，还使得他草率地预测人生会"越来越糟糕"。在绝望中，他住进了精神病医院，以为会得到帮助，结果在住院 11 个月后，仍然觉得自杀是对待生命最好的选择。

一位来找我咨询的 35 岁的女性，把自己的生活描述为深陷孤独和绝望之中，在为期 3 个月的治疗中，她开始重新对自己抱有希望，聆听大学的课程，和朋友重新联系，参加娱乐活动，拜访家人和亲戚。为了庆祝自己又有了生活的希望，她邀请一位朋友去旅游，借助皮划艇作为交通工具游玩一个星期，以此庆祝自己又重新记起了因为绝望而忘记的优秀品质和天赋。但是旅游结束后，她又来找我。她说自己的"情况很糟糕"，因为一回家，绝望又控制了她的生活——甚至她都想走绝路了，幸运的是，救护系统在危险时刻将她拯救回来。我们都意识到之前过于疏忽，没有预料到在她旅行回来之后绝望又重返她的生活。她对自己感到愤怒，但是随后转向反对绝望的习惯，正是这一习惯试图"洗掉对于旅行的记忆以及过去几个月所取得的进步"。她说"吞下药片的不是我，那些虚假的、伪装的、绝望的故事再也不会夺走我的生活了！"她现在可以充满希望地对待自己的生活，努力恢复，在随后的几个月里再也没有自杀的举动。

一个15岁的青少年静静地说出自己被欺负的故事，他拒绝上学，也排斥和邻居相处。绝望的对话进入了他的生活，让他不再抱有任何期待。绝望使他将自己的存在理解为"只会变得更糟"。绝望蒙蔽了他的视野，无法看到自己是一名优秀的学生、热心的社区志愿者，充满幽默感的人、滑板玩家，而且总是能帮助朋友"渡过难关"的人，通过咨询，他最终回想起这些。

我以如下的质疑方式来询问绝望的话语：

- 你是否认为一旦你放弃希望，绝望就找到了一种方式让你相信放弃是一个好的决定呢？
- 在你的记忆中，有没有一些本来是充满希望的地方，现在也被绝望占领了？
- 是否有人或者是否有某种观念助长了日常生活中的绝望感？
- 如果在你的生活中希望能够被重新发现，那么你现有的哪些特质会帮助你守住希望呢？
- 你对自己的爱是否有助于找回对生活的希望呢？

完美主义

完美主义把自己伪装成各种被人接受的形式，比如高成就和卓越的态度。尽管我们大可赞赏一个人不断取得的成就以及努力工作、学习，并且拥有热情，但是负面的话语和完美主义带来的可能的坏处还是存在，特别是西方文化中存在因完美主义带来的话语压力的情况下。

我们在各种学习和诸如宗教、教育、体育、科学、媒体、医学、工业等领域的训练中，接受了完美主义的训练。人本主义的"高级自我"的概念促成了完美的标准（尽管完全是不能实现的，被神话了的）。在我们没有达到生活的特定标准的时候，这一特殊的思维习惯就主导着我们的体验。尽管完美并不是人能够达到的，但在话语中的完美主义要求却让我们觉得自己应该持续不断地追寻这一目的。完美主义的思维训练经常不接受我们已经取得的进步并把它们看作是"还不够好"。我们本应该思考一下自己如此努力到底是为了自己还是为了完美。

我以如下的质疑方式来反对完美：

- 你是否可以回忆一下，你如何被训练或者被施加压力来接受完美的观念，尽管完美是不可能的？
- 通过哪些方式，完美的标准让你看不到自己作为个体、父母、合作者、雇员等所取得的成就？
- 如果你拒绝了自己在完美观念方面所接受的训练，你会发现自己的哪些方面或者你所做的哪些努力是值得庆贺的？
- 在哪些其他方面，完美主义的观念让你觉得自己不太有价值？
- 通过何种方式，完美主义让你丧失了去倾听他人赞赏你的能力？
- 完美主义测量成就的态度，是否就像是我们看到半杯水时说还有半杯是空的？

● 对于批评完美主义的声音，你是否也感到自己颇为赞成？

● 完美主义所带来的压力，是否有着男女性别的差异？

我一直都想写一本书，书的名字就叫《我不好，你也不好——这才好》，希望以此来摧毁完美主义设下的咒语。我和同事罗琳·格里夫斯（Lorraine Grieves）长久以来的合作（Grieves，1998）以及多年来与温哥华治疗贪食症和厌食症团队的合作都证明，最为重要的工作就是要摧毁参与治疗的成员所体验到的完美主义的压力。我们逐渐意识到，完美主义的思维习惯从来都不会让个体感受到生活的快乐。完美，就像我们的一个成员所说的，"设置了如此之高的一个标准，而一旦我达到这个标准后，它却已经被设置到更高的位置上"。比如，完美的观念帮助一位女性设置了她应该减掉多少体重的目标，但当她达到这个目标后，她却没有机会去庆祝，因为这会让完美的体重又被降低了一些。完美话语要求多一些运动，少一点食物，多一点减肥药，等等。完美的恶性游戏持续不断，直到个体出现功能障碍、住进医院，甚至更悲惨的是，完美的游戏直到个体死亡才终止。

在我看来，完美主义就像是一个"愤怒的监工"，它的工作就是不断进行"惩罚、责备和逼迫"。人们痛苦地追求着完美，作为学生、舞蹈者、女儿、雇工、父母、运动员、老板和合作者等，这会毁了我们的生活。完美话语给无数人带来负面的影响。

最近，一名公司高管通过商业顾问团队的介绍来找我咨询，他一天平均工作 14 小时才打拼到如今的职位。他一个月最多休息一到两天，因为他担心"自己会落后"。在他不工作的时候，他都去健身馆运动锻炼以保持自己完美的身材[1]。他坦诚尽管自己如此努力，但还是感到自己无法摆脱完美带来的压力，无法应对繁忙的工作日程。他说自己"很悲惨，从来都没时间停下来欣赏一下自己已经取得的成就"。他只有 38 岁，但是差点被心脏病夺走了生命[2]，这是完美主义带来的负面后果。他在医院住院 8 天，他告诉我说，完美主义的观念告诉他"他很软弱、感到惭愧"，他应该"继续像从前那样努力工作"。他担心心脏病"会降低自己在同事心中的价值"。完美主义不仅给他带来危险的健康状况，还让他为此感到很有罪恶感。完美主义要求他"赶紧重新跳上战马，停止忧虑和担心——因为这些是属于失败者的做法"。

即使人们已经感到自己成了完美主义的祭品，但他们还是发现自己很难后退一步，很难重新审视完美主义驱赶他们去追赶的生活。完美主义和其他那些有害的对话习惯一起，给高速运转的美国商业提供了动力之源。

罪恶感

我们经常进行此种对话习惯的训练，因为我们在各种体制化话语的体系接受训练，包括宗教、科学、学术机构等，同时接受主

---

[1] 大卫·艾普斯顿称这种体验为"身体厌食症"。
[2] 对于我所接触到的 40 岁以下的来访者而言，可卡因也是导致心脏病的主要原因。但是本案例中的当事人不是这种情况。

流的、特定的表演范式，比如性别、阶层、性取向、种族，等等。当罪恶感撕开一条缝进入到我们的想象和理解时，就会毫不受限地一拥而入。罪恶感经常布置好"舞台"，让其他问题策略和误解粉墨登场。

我以如下的质疑方式来反对罪恶感的话语：

- 当回顾历史的时候，你会发现哪些罪恶感的对话被当成社会控制的工具？

- 通过怎样的历史方法，罪恶感的对话被用来把普罗大众变为特定方式的存在？

- 通常谁是罪恶感的受益者？

- 罪恶感给族群、家庭和人们带来哪些综合后果？

- 是否有这样的情况，即罪恶感劝说你做了某些事或者说了某些话，但是结果却让你感到很空虚？

- 你认为自己的生命中有哪些体验让你感到特别有罪恶感？

- 你是否曾经发自内心地做了你认为值得争取的事情，但是内心的罪恶感却为此责怪你做了这样一件错事？你如何解释这种情况？

- 在罪恶感方面，你认为男性和女性是否接受了同样的训练？

一名律师在上周找我"谈话"。他的同事让他来见我，因为他们认为他"不是一名合格的团队成员"。起因是这名律师要开始为期一周的假期，但他拒绝把联络自己的电话号码告诉公司，他也承认他一直"都为没有留下电话号码而有罪恶感"，因为他所在公司的所有律师在这种情况下都会给出号码，这是他们的通常做法。

　　一个年轻的男性最近来见我，他刚刚站出来指证一名在他童年时期性侵犯过他的神职人员，但是他却因此体验到了罪恶感。有问题的神职人员已经在接受调查（还有其他一些投诉）。然而由于很多宗教人士、他的家庭成员和一位老朋友都不赞成他的这一决定，这名年轻人开始重新思考他站出来的勇气。他说，他感到自己左右为难，因为他在保持沉默时也有罪恶感，讲出实情后也有罪恶感。罪恶感的对话在两种论点上争锋。

　　在另一个咨询案例中，当事人是一名想要离开施虐丈夫的女性。她已经是三个女孩的妈妈，这三名女孩分别为13岁、15岁和18岁。她说从她第一次怀孕开始，丈夫就经常在语言上、行为上虐待她。多年来，她都不停地在思考离开他的可能性，但是却因为要"解释给孩子听"会有罪恶感而没有离开。她也承认，自己没有离开同样会有罪恶感，认为自己"太软弱"并且给女儿做了"糟糕的示范"。罪恶感在离开还是留下的两种立场上都存在，思维中有着很多意识形态的（竞争的）话语事实。

命名与写作

　　在治疗对话的界限、语言的疆域、文化结构以及表演理论的直接影响下，叙事疗法考察改变的观念，什么构成了改变，以及什么被认为是改变（Madigan，2007）。治疗的理解、反应和行动，这三者与话语参数之间是塑造和被塑造的关系，就变化的可能性而言，这可以让希望和绝望的观念（有时是同时的）都获得话语生命。

叙事疗法试图在治疗中，让文化生产与再生产的过程透明化，也提供另一种方式来替代目前机构化了的命名与写作。叙事实践认为，这些过程影响着对于希望和改变的建构。很多叙事的方法就是通过各种写作和命名的实践，给当事人带来希望和变化。[1]

将人进行分类，并把一个人的过往写成历史文档（文件），对叙事治疗师而言，这种方式是以"软"科学研究和调查为范本，再生产出一套文化和制度规范。对人进行命名，其结果是，不仅是给予个人一种政治新身份，同时也是给科学研究以合法性以及对专业知识的地位本身进行验证（或许是对这二者的稳固）。

通过使用一个命名（比如，强迫症、边缘人格障碍），一个人的身体就很自然地被科学所定义，而且命名与写作的文本还具有某种特权地位（Grieves，1998；Sanders，2007）。不幸的是，专业的命名和写作每天都在发生，把个体（和某类人群）进行分类，在这种专业命名和写作的影响下，人们对于该个体是怎样的以及他们会变成怎样的看法，都带有固定的、去情境化的以及病理化的视角了，当事人也被引导着以特定的、没有希望的方式来看待自己的生命（Caplan，1995；Sanders，1998）。

给个体／问题进行命名，通常也是诠释过程，将一个"原因"

---

[1] 我所应用的叙事治疗方法，借鉴福柯和后结构主义的观念，包括质疑问题、写治疗信、创建关心社群等方法。

归类来解释现有的问题（Dickerson & Zimmerman，1996）。这个原因（往往）就在个体不正常的身体内，而且还有着家族遗传史，个体的其他家人也有这种不正常的症状。在科学化的命名写作模式中，主体/当事人（你和我）的身体都被看作是一个被动的白板，在这个上面可以写上各种心理或生理紊乱的名称。

进入精神病医院、儿童护理中心、心理治疗诊所等助人系统，当事人往往得先接受医生给他/她诊断的病症名称，只有这样，治疗才能继续进行，因为保险公司和第三方计费制度有这方面的要求。该名称被一系列的命名使用所加强，一旦名称进入了专业的档案位置（sites）（Foucault，1979）——比如，保险、教育、医学、法院和公司的档案系统。我们人生中的档案史不断累积，有时还一直持续。

对于被医生诊断的病人或者其他人，那些被写下来的和被讲述出来的、专业的故事，正维系着强有力的、病理化的阴谋，修辞上嵌入问题的名称（和个人的生活），这又协助拼凑出绝望的状态。对于想要寻求帮助和改变的当事人来说，北美治疗界所使用到的命名和写作过程是混乱的，并产生了创伤性的后果（Epston，2009；Jenkins，2009；Madigan，2007）。而他们对于找回希望和可能性的解决办法是，让当事人继续接受治疗性的技术/药物，让当事人接受那些给他们命名的机构的帮助。如果在所规定的治疗参数范围内，当事人没有得到改善，那么，当事人的身体将继续被问题所命名（Moules，2003）。

在意识形态上偏向问题的后果是，当事人的身份建构被认为是非常歪曲的，并且无法为主流知识所认同，也与普遍认可的一组"薄结论"（thin conclusions）不符（M.White，个人通信，1990）。无论是口语的还是书面的病理诊断，以及其中所使用的技术，都强调了占主导地位的心理健康文化，而很少涉及对当事人的描述。

命名与写作的新形式——写治疗信

写治疗信的形式[1]（Madigan，2004，2008；Madigan & Epston，1995）能够让人重新回忆起 (re-member[2]) 那些被自己遗忘的方面，帮助人们被充满爱和支持的社群体系重新记起（I. McCarthy，个人通信，1998；Myerhoff，1992；M. White，个人通信，1994），不再被问题所隔离并融入社群。

邀请社群人员来写治疗信的形式，背后的逻辑是为了对抗问题的身份认同，在医院治疗体制等因素的影响下，问题的身份认同变得越来越强烈。当事人放弃了希望，也忘记了自己曾有的体验和人际关系，他们活在"有病"的身份认同中，而专业机构的文件也充斥着无望的话语。

让那些关心当事人的社群人员参与写治疗信，这是对由问题衍

---

[1] 在艾普斯顿和怀特对于文字叙述的无数实践基础上，我创新出写治疗信的形式。
[2] 此字拆开则是重组在一起之意，变成了双关语。——译者注

生出的故事和记忆的一种对抗（Madigan，1997）。活动招募到的社群人员，能重新忆起那些有关当事人的更好的故事，他们也充满了对当事人的爱，能够帮助到被问题所困住的当事人。他们信中的故事，在专业和文化给当事人作出的界定之外，而且这些故事背后都有一个坚定的信念，即相信变化是可能的。

使用治疗信的当事人年龄跨度很大，从 6 岁的孩子到 76 岁的老人都适宜。以社群为基础的写信活动帮助当事人解决很多困难，包括焦虑、失去孩子、艾滋病、贪食症、抑郁、完美主义、恐惧和伴侣冲突。活动营造出一种氛围，让当事人有可能与问题进行对抗，不再被问题所控制，不再自我封闭，不再选择自杀等方式进行自我伤害（Madigan & Epston，1995）。

当事人接到来信后，会重新发现自我的话语，信件能帮助他们重新回忆起被问题所拆离的情境（Hedtke & Winslade，2004/2005；Sanders，1997；Sanders & Thompson，1994）。当事人重新找回之前所参与的团队或者活动，找到与亲朋好友的亲密关系，找到之前的学校、之前喜爱的运动和从事的职业，找到家庭的成员，他们开始重新认识到自身的其他方面，不再局限于问题的身份认同。

多年来，我们设计了大量的、遍布世界各地的写信活动，引发了数以百计的回应，也解决了三人问题的困境。给当事人提供支持和希望的信件是由某些特别的作者所"写"，例如：家中的宠物狗、泰迪熊、汽车、逝去的祖父母、未出世的手足、匿名的电影明星（见本章稍后面的、书信写作的贡献者一节）。

和奥斯卡一起旅行

同事曾经将一对老夫妻介绍给我，70 岁的丈夫奥斯卡和他的妻子玛克辛。在我们的第一次咨询中，奥斯卡就对我说起，一年前，他在过马路时被一辆卡车撞倒，本以为会丧命，但是他活了下来；本以为他不可能从昏迷中清醒过来，但三个月后他恢复了意识；医生曾断言他没有办法站起来走路，但他也做到了；这一系列的奇迹，你可以想象，我很快就意识到和自己面对面的是一位多么不同的男性。但是，奥斯卡似乎也为他的康复付出了许多，因为这一路走来让他对自己失去了"信心"。他对我说，如果妻子玛克辛不能"全天 24 小时"陪在他身边的话，他就会感到很惊恐。

玛克辛已经花了整整一年时间来处理奥斯卡复杂的医疗护理，很显然，在第一次的咨询中，她就表达了自己想要重新回到对自己事业的追求上。不幸的是，她的这一兴趣被搁置一边，精力完全被他们两个称作是"焦虑"的东西所消耗掉。

在谈话中，我感到焦虑的是奥斯卡那场车祸留下的后遗症，奥斯卡认为自己"没有办法独立，只能算是半个人"，而且"玛克辛会离开我找其他的男人"，"我觉得她会把我送到老年之家那种地方去"。焦虑还让他确信"我没法过上好日子"，而且"我应该自杀"。焦虑让他忘记了车祸前他所过的生活。奥斯卡告诉我他变得越来越"孤单和沮丧"。

奥斯卡和玛克辛告诉我，他们在 10 年前从英国迁居到加拿大，在车祸发生之前，他们在一起的生活一直"很幸福"。在第一次的咨询中，我们一致认为焦虑充斥在奥斯卡的生活中，就像奥斯卡说的，现状"令人感到沮丧"。在第二次的咨询中，我们决定规划一个用来对抗焦虑的写信活动。表 4.4 是我们共同写的一封信，这封信是我们在第二次咨询结束前的五分钟里完成的。这封信可以作为写信活动的一个标准范本。因为奥斯卡担心他的朋友可能会认为这封信有点"奇怪、不可思议"，他坚持让我把我的咨询资格证书附进去作为一个"凭证"（奥斯卡的原话，在此都用双引号引起来）。

写信活动的结构大致是相同的。与当事人一起，我写信给其家人 / 社群（具体由当事人和 / 或其家人来选择），邀请他们来帮助完成重新回忆和见证的过程，用写信的方式列出：①他们对于自己和当事人关系的记忆；②他们现在对当事人还抱有怎样的希望；③他们期待自己与当事人的关系在将来能获得怎样的发展。

问题的策略是用负面的信息重写一个人的过去，然后把未来也都描述成一幅无望的、越来越糟糕的景象。写信就是为了与此进行对抗，对于那些无助于当事人、有助于问题的专业化叙事，写信也是一种进行重新叙事的方式。参与者给当事人的回信，其中的内容也与之前对当事人生活的描述截然不同，亲朋好友的信件代表着反文件（counterfile），记录了不同的视角，抵销有专业知识、文化背景所支持的问题的叙事，以及医学系统给当事人身体所作出的病理学诊断。

表 4.4　寄给奥斯卡朋友的信

尊敬的奥斯卡的朋友：

　　我是斯蒂芬·麦迪根，我拥有社会工作硕士、理学硕士以及家庭治疗的博士学位。您的朋友奥斯卡与玛克辛请我给您写这封信，希望能够得到您的帮助。您应该已经知道，奥斯卡在 14 个月之前遭受了一场严重的事故，此后他恢复得不错。但是，您或许不知道事故给他留下的后遗症，即他被焦虑所困扰。如今，焦虑的问题处处影响着他。您或许都不相信，焦虑让奥斯卡觉得"自己一无是处""自己是一个没用的人"，而且"早晚，朋友也都只会从焦虑的视角来看待他这个人"。

　　因为焦虑的影响，奥斯卡开始"放弃自己"，而我们在此恳求您的帮助，帮我们把奥斯卡从焦虑的控制中带出来。作为支持社群的成员之一，希望您能够帮助奥斯卡从焦虑手中赢回他自己的生活。

　　您是否能够给奥斯卡回一封简短的信件，来表达①回忆一下您过去与奥斯卡一起交往的情形，②对于他身体的康复以及目前的状态，您的想法和感受如何，③您觉得自己与奥斯卡（和玛克辛）在未来的日子里关系会如何。

　　我们希望这一要求不会给您带来麻烦，对于您的参与，我们深表感激。奥斯卡说他会给您回信。

　　衷心感谢。

　　　　　　　　　斯蒂芬·麦迪根博士，奥斯卡的抗焦虑治疗师

　　在接下来的几周时间里，奥斯卡把信件带来我的办公室，请我

大声读给他听（因为事故的原因，他的视力变得很差）。我很乐意
这么做，在朗读时，奥斯卡时而哭泣，时而大笑，告诉我"这是他
的宝贵财富"[1]。在这些信的帮助下，他开始回忆起更多不同的
故事，他决定不再服用医生给他开的药物，而在此之前，他已经
服用了一年的药物。我们还邀请他的一些朋友和家人来参与咨询，
让他们读出自己写给奥斯卡的信（对于这种方式的详细讨论见后
一节）。

正如信中所说，奥斯卡曾经影响过许多人。而他的亲朋好友等
支持社群，也很高兴有这个机会来回报奥斯卡，给他写信支持他，
表达对他的爱。他的这些反焦虑支持团队的成员从世界各地寄来信
件，包括欧洲、英国和北美地区的。

几个月之后，奥斯卡与妻子一起前往法国开启他期待已久的"抗
焦虑"之旅，他曾说，如果自己能前往法国旅游就说明"我已经回
归了健康"。他在寄给我的一张明信片中写道，妻子去观光，他一
个人坐在那里喝着卡布奇诺。他说："我很感谢我的幸运之星，我
不再是焦虑症的囚徒。"他说唯一的问题是"要赶紧写回信！"不
过他可以自己处理这一问题，并且愿意为此"负全责"。

如果不是我们招募到一些关心奥斯卡的社群人员来参与治疗，
奥斯卡他可能永远不会重新记起自己曾有的个人能力／品质，以及
他在自己的生活中曾经给他人带来的贡献，问题被过分放大，使人
遗忘了其他方面。

---

[1] 在如今，开展信件写作活动时，都会让写信的人到咨询室来参与咨询，将自己写给当事人
的信当面读出来，作为一种重新叙事的形式。

信件写作活动可以被视为一种对抗的努力，对抗那些由专业知识和文化背景所造成的错误信息。写信的形式让当事人、其家人及参与的社群都明确地看到，信中所涉及的"故事"与问题引发的故事并不一致。这种形式，不仅是对当事人进行重新定义的仪式，也是对问题语境下占主导地位的"故事"所进行的抗议。

社群参与写治疗信的形式，其背后的理论逻辑是——尝试找到一种方式来回应由问题引发的、特定的身份认同，后者在机构的体系中被不断强化。医院 / 治疗机构 / 儿童保护组织造成了一种"有病的"身份认同（切断了希望，让当事人忘记了自己曾有过的体验）；相反，建立于人际关系中的身份认同会与此形成一种对抗的张力。这是一种值得探索的张力。我所开展的叙事疗法实践，一部分工作就是要在这种张力中获得平衡，将社群的凝聚力和爱纳入其中，他们有许多关于当事人的叙事，相反，当事人却被问题所困住，无法回忆起这些对自己更有利、不同的记忆。社群提供更好的叙事内容，不同于专业知识和文化对当事人所作出的界定，并坚信当事人有发生转变的可能（Smith & Nylund，1997）。

信件写作的架构

写信活动可以有多种形式，但一般要包括如下基本环节（Madigan，1999，2004，2008）：

①写信，最早的灵感来源是，在叙事疗法中，治疗师会让当事人想想自己是怎样的一个人，对此有哪些不一样的质疑、回忆。咨询师会让当事人想想，有哪些人看待当事人的视角不是问题的视角。当事人得听听这些从不同视角出发所作出的解释。我可能会问如下的问题："如果我们访谈一下，对你的看法，你觉得他们会告诉我们哪些事实，而这些事实是问题不敢告诉我们的？"或者"你觉得朋友对你的描述准确吗，尽管这种描述与问题对你的描述相矛盾？"或者"你更喜欢谁对你的描述，为什么？"

②我和当事人一起（还包括当事人的家人／朋友、治疗师、局内人，等等，以及其他任何参与的人）展开对话，谈谈对于当事人可能的其他描述，因为问题控制了当事人，而使得当事人忘记了自己曾经的品质。我们一起畅谈当事人曾经是怎样的，以后可能会变成什么样；在问题控制当事人之前，当事人是怎样健康的一个人。我们摆脱问题的局限，一起回忆当事人那些被忘记了的、不同的生活体验。

③我们开始列出人员名单，这些人可以给出对当事人不同的、支持性的描述。一旦列好名单，我们就开始起草能给当事人带来支持力量的邀请信。

④如果当事人生活拮据，我所在的耶鲁镇家庭治疗办公室可以提供信封和邮票。

⑤如果存在隐私顾虑，我们就使用耶鲁镇家庭治疗办公室作为回信地址。

⑥尽量多邀请些亲朋好友等人员来写信、进行参与，如果来访者在下次疗程中单独前来，那我会把这些信件读给他听，就像是文本的重新讲述。

⑦要求当事人整理这些信件，能够借此开始"重新寻找"自我。

在咨询中，阅读和见证这些信件的几个过程如下：

①所有参与信件写作的人都会被邀请来参与咨询（只要居住得不远，尽可能都参加），然后轮流读出他们写给当事人的信。参与的人通常是：当事人、我、写信的人，有时还包括局内人在内的治疗团体。

②写信的人读完自己写的信之后，我们要求当事人也来读一遍这封信，这样，写信的人和当事人都可以从听和读这两个立场来明确信中写了 / 说了什么。

③写信的人读完自己的信之后，大家还会与当事人就此进行讨论，然后，参与人员（在座所有的人）还会谈谈这封信也给自己的生活带来哪些思索。

④每一封信都是这样被一读再读，然后大家对此进行认真思考和讨论。[1]

⑤回响团队（reflecting team）的成员[2]（成员并不总是由专

---

[1] 参见迈克尔·怀特（1995b）关于定义仪式的论著。
[2] 1990 年，挪威的精神病学家汤姆·安德森（Tom Andersen）在加拿大的奥斯陆参加完飞盘比赛后，很慷慨地邀请我随他们一家前往挪威的克里斯滕森，他们在那里有一座避暑的房子。在这四天的假期中，我对他进行了访谈，关于回响团队的方法，以及他对于治疗中聆听的艺术以及聆听的重要性。

业人士组成[1]，但通常是专业人士，T. Andersen，1987）会给当事人及其参与咨询的亲朋好友写一封简短的信，并当众读出来。在信中，他们会提及当事人自己及亲朋好友所提供的一些反思，大家彼此分享的希望，以及信件中有哪些让他们个人感到很有触动的地方。

⑥给每位参与的人员提供所有复印好的信件资料。

⑦我会给每个参加过当事人治疗的参与者写信并告知他们治疗的情况，包括当事人、关心当事人的亲朋好友以及回响团队。

书信写作的贡献者

很多问题造成的不良影响，是让人们和自己周围的支持系统分离，强迫自己走向孤立、分离和退缩的状态。同样，问题和专业的体系，也会通过孤立无助、愤怒和绝望，迫使支持的群体离开正在抗争的人。

我们的经验是，那些选定的、用于支持当事人的亲朋好友一旦接到邀请他们加入此活动的信件，他们就感到责任重大，必须得多写点儿内容（写 3 ~ 4 封信都是很寻常的事情）。支持群体经常说他们感到被排斥在帮助体系之外，对于问题控制了当事人的生活，他们也感到自己有责任，很内疚。但专业的话语和各类自助图书，

---

[1] 在有些团体中，我会邀请之前的来访者局内人或者反贪食症 / 厌食症联盟的成员出席治疗现场，担任局内人。

会让他们觉得去帮助当事人，反而会带来尴尬。被排斥在外，让他们觉得自己"无力"和"无用"（Madigan，2004）。

写信的人觉得自己对于当事人的贡献也帮助他们自己活得"有用"和有"成为团队一分子"的感觉。另外，写作那些回顾性的信件给家人或者其他需要支持的人，也使得他们自己能够打破问题给生活带来的控制，能够重新找到重建的希望。一位老人曾经参与了给自己 22 岁侄子写信的活动，以帮助后者对抗抑郁的问题，他说："写信的活动，让我不再坐在替补席的长凳上，而是走上场踢进球，帮助我的侄子获得胜利，把问题打败。在帮他的过程中，我也帮助了自己。"

用于心理治疗目的的写信活动，旨在帮助找回对于当事人生活体验的其他解释，当事人往往会因为问题的存在而忽视了这些其他的解释。写信活动鼓励当事人重新获得社会资源（比如，家人、朋友、学校、运动、团队、音乐和绘画），之前他们往往因为问题的存在而与这些社会资源相割裂。用于心理治疗目的的写信活动就是为了抵抗问题带来的失忆后果，同时也抵制心理话语给当事人生活所造成的孤立后果。强调人与人之间进行对话的信件，形成了一种很好的对话语境，鼓励人与人之间的连接，鼓励对过往的重新回忆以及意义。以下是使用这一方法的案例。

和彼特一起旅行

某家针对成人进行精神治疗的住院机构，一直都会转介一些个体或者家庭给我。某次，其下属的社会工作部门联系我，问我是否愿意给一个名叫彼特的人进行心理治疗。彼特，38 岁，白人，异性恋者、已婚，在当地的一家电影制作企业工作。联系我的社工人员知道我很早就给温哥华当地的影视机构从业人员做心理治疗。因此，在他看来，彼特和我应该是一对不错的心理咨询与被咨询的组合。

医疗机构所描述的有关彼特的信息是"长期抑郁"，而且好转的希望很渺茫。医务人员对彼特的前景都有些悲观，因为他不仅在病房里试图自杀，而且还因为推搡年纪大的病人而被隔离。这家医疗机构的治疗方案包括团体和个人的认知行为治疗，以及各种相关的治疗药物。尽管尝试了以上所有方案，但医务人员对我讲"没有哪个方案看上去奏效"。医务人员甚至跟我说，彼特已经住院 6 个月了，"改变他是不可能的了"。

我给彼特的心理咨询持续了 4 个月，咨询次数为 9 次。在第 6 次咨询之后，他就能出院回家了。心理咨询包括了叙事的回响团队（a narrative reflecting team）（Madigan，1991a）。在第 5 次心理咨询时，写信行动的参与者（包括家庭成员、老朋友、前妻凯特兰德，彼特已经很久没和她联系）都被邀请到咨询现场，他们把自己写的信当场读给彼特听。

在第一次会面时彼特说，11 个月前，他 3 岁的女儿溺水身亡，女儿是他与前妻凯特兰德所生。他说悲剧发生后的最初，他只是感到"痛苦和愤怒"，把自己与"生活的真正意义""断绝开来"，而且他"拒绝接受他人的支持"。

彼特自述道，对于女儿的溺亡，他的反应是"把自己和世界隔离开来"并且"深深地自责"。很快，他离婚"成为一个人"。在很短的时间里，彼特让自己远离了任何一个关心他的人。最终，当邻居发现彼特"封闭在车库，并且打开了汽车的发动机"时，他就不得不住进精神治疗的医院。

彼特认为自己的问题就是"没有能力继续"，这种无力感已经侵入他的整个日常生活。他"整日浑浑噩噩"，"记不起"女儿玛拉出事之前"他所过的生活状态"。他说自己"毫无希望"，无法回忆起"玛拉的声音"。

我简单总结一下我向皮特提出的一些治疗性的反思问题：

- 在你与无助的对话中，你是否觉得"放弃希望"是一种让你相信放弃是最好的答案——唯一的答案呢？
- 你觉得周围的人是如何看待一个失去 3 岁女儿的父亲的？
- 每个人都跟你讲你会"挺过来的"，你觉得他们这样做对你是公平的吗？
- 你是否相信这些人相信一个哀伤的父亲有一个时间表？
- 你是否能记起曾有的希望，如今它们被无助和绝望所遮蔽？
- 这些希望可能吗？

- 当邻居大卫把你从车库里救出来时，你是否能从中找到一丝希望的存在？

- 把玛拉的死归咎成你自身的失责，这是否公平？什么支持了这种指责？

- 你觉得如下哪种说法更准确，是医院对你作出的抑郁诊断呢，还是你仅仅体验到不知道该"如何继续"？

- 为什么医院会给一个悲伤的父亲开出那么多需要服用的药物，你如何看待这种情况？

- 你觉得哪些人会把玛拉的死归咎成你的责任，比如亲朋好友或者社区里的人，或者医院的工作人员？

- 你向我描述的这种深度哀伤的情绪，是否可以与其他人分享？

- 有哪些人或者哪些观点的存在，让你更加觉得自己的日常生活毫无希望可言？

- 你觉得自己的生活中，有哪些人还一直为你守候着希望，等着你回来？

- 试想一下，在某个短暂的时间内，希望重新被找到了，你身上有哪些品质，会力图让这个希望变得更有力一些呢？

- 对于那些自我责备和无助绝望的内部对话，你是否也曾经有过质疑？

- 你对玛拉的爱是否能帮助你重新找回生活中的希望呢？

在三次咨询后，彼特和我以及其他的工作人员一起给彼特的亲朋好友写了信（见表4.5），他有选择性地把信寄给了10来个人。

表4.5　寄给彼特朋友和家人的信

尊敬的彼特的朋友和家人：

　　我是斯蒂芬·麦迪根，彼特的家庭治疗师。自从玛拉去世以来，彼特告诉我"他不知道该如何面对这个世界"。直到最近，一种"无望"的感觉差一点还"把他的生命"带到了死亡的边界。对于彼特而言，另外一个丧失的方面是他"不记得"在玛拉去世之前"自己是如何生活的"。彼特总是会莫名地"将玛拉的去世归咎于自身"，尽管他也"偶尔会想起""自己在出事当天并不在城里"。彼特相信外边的人都带有一种"强烈的信息"，即认为他应该"好好继续自己的生活"。彼特说他发现这种态度"令其感到困扰的"，因为每个"人是不一样的"，他相信自己"永远都无法对这件事释怀，但会最终学会与它一起生活"。

　　我们写这封信是希望您能写点什么，给彼特一些支持。你可以就以下几个方面写一写：①回忆一下您与彼特的旧日时光，②你们分享过哪些，③您印象中的玛拉，④在彼特悲恸时，您想如何给予他一些支持，⑤彼特曾经给予过您哪些支持，以及⑥当彼特出院后，您会如何一起和他相处。

　　谢谢您的帮助。

彼特、斯蒂芬和治疗团队

　　有8位彼特的亲朋好友参与了我们的写信活动，就我个人而言，我感到他们彼此之间的阅读和反馈是非常深刻的。我们对于信件的讨论有时会持续2～3个小时（一般是作为咨询当天的最后一个日程来安排）。往来信件帮助彼特找回了希望，使得彼特更接纳自己，唤起了他继续生活下去的意愿。

4周以后，彼特出院了，不需要任何药物和特别的关注。他和玛拉的妈妈凯特兰德到我的咨询室来接受进一步的咨询，希望能够努力修复他们的婚姻。他们也带来一些信件。他们俩希望能重建婚姻。希望就是一剂最好的良药。

还有很多精彩的叙事疗法案例，我也希望能够在此介绍更多案例，但限于篇幅，就不再赘述。

局内人联盟（insider league）和共同研究（co-research）

在20世纪80年代初，艾普斯顿和怀特使用了新的治疗方法，即写治疗信的方法[1][2]。在著作《叙事疗法的力量》一书中，他们花了至少一半的篇幅来介绍他们是如何使用这一方法来开展治疗工作的。用于心理治疗的书信，被看作一种反记录的方式，即不同于由其他系统编制的各种文件。怀特和艾普斯顿（1990）认为，"文件系统越来越庞大，且文件的重要性与日俱增，这是因为人们对于进步所作的各种各样的决定都越来越依赖于此"。在专业的学科体系内，文件的目的有很多，"不仅仅只是呈现有关文件主题'本

---

[1]写信一直是他们治疗实践的一部分，他们最早的著作《叙事疗法的力量》本来的名字是《用于治疗目的阅读和书写方法》（*Literate Means to Therapeutic Ends*）

[2]想了解完整的有关写治疗信的方法，参见怀特和艾普斯顿（1990）在德威出版中心的出版物。

身'或作者（第188页）"。

哲学家福柯和心理学家哈勒尔在各自的著作中，都曾不断谈及对待文档和文件发展史的看法（Davies & Harre, 1990）。对于精神病学，哈勒尔努力揭示在当事人的文档（文件）中的"文件话语"，以及假以时日文件如何开始有了其独自的生命力。他写道，"文件可以在社会系统中存在和发展,远远超出主体的控制范围"（Davies & Harre，1990，第159页）。

艾普斯顿和怀特在咨询后会定期给当事人写信。借此，他们会巩固支线故事、重述一下对当事人的赞赏和已经取得的进展，另外会向当事人询问更多问题，以了解当事人在重述生命故事之后获得了哪些知识和不一样的故事。[1]

艾普斯顿也开展"写信"的治疗实践，他的工作更进一步，他将自己与当事人的往来信件流转给其他当事人看，后者一般陷入了某种特定的、有问题的生活方式（Epston & White, 1990）。他把当事人的智慧都收集整理起来，他称之为"档案"（archive）。这些档案包括了各种类别，音频资料、书信资料、艺术作品，代表了各种各样的解决方案，以针对各种长期存在的问题，诸如坏脾气、夜晚恐惧、拒绝上学、尿床、欺凌、哮喘、贪食症和厌食症，等等。这些档案经过重新定义，被作为专业的、局内人的知识进行传播。

艾普斯顿意识到，不能在咨询中孤立地看待个体当事人们，他将单个当事人解决问题的知识与其他更多的当事人进行分享。当事

---

[1] 1995年，我曾与怀特、艾普斯顿进行过一次对话，他们曾经就当事人对信件的作用做过粗略的调查，平均来看，当事人认为信件的作用顶得上三次治疗的效果。

人之间虽然从未谋面，但是能够针对共同的问题来分享这一智慧的宝库。艾普斯顿出于协商、信息获取和相互支持的目的，整合起一个当事人的网络系统。他把这个当事人的网络称为联盟（leagues）。随着联盟的不断发展，他意识到自己有了一个局内人组成的顾问团体，于是，他的当事人变成了他的同事和助手。而档案则是艾普斯顿与世界各地的人进行共享的宝贵资源。[1]

反贪食症 / 厌食症联盟

在 20 世纪 90 年代中期，我有机会在艾普斯顿联盟概念[2]的基础上开展深入的工作，所组织的咨询团体，其成员都是一些女性（另外还包括关心她们的各种人士），她们的共同点是曾经备受贪食症和厌食症的折磨，然后通过团体咨询重获新生，我们称这一团体为温哥华反贪食症 / 厌食症联盟[3]。我们与其他团体咨询稍有不同之处，就是我们与成员除了团体会面外，也有针对个人的面谈。

从一开始联盟就提出明确要求，必须让"局内人"坦率的声音

---

[1] 随着数字时代的到来，艾普斯顿能够在全世界范围内传送局内人知识，而他这么做的基础是日常工作的扎实积累（Epston, 2009）。

[2] 艾普斯顿关于反贪食症 / 厌食症的观点是温哥华反贪食症 / 厌食症联盟工作的基础。在联盟形成之初，他也是核心，提供观念等各种支持。他很多次从新西兰到加拿大的温哥华，参与我们的团体活动，并与我们一起开展合作研究。怀特经常随时记录下他自己的想法和问题，然后把这些提供给我，内容有与治疗和贪食症有关的，也涉及身体的文化以及各种后结构主义的文章。

[3] 一般而言，联盟使用"反语言"来解释他们的哲学和意识形态立场（比如，反抑郁和反焦虑团体）。这么做，联盟成员能一起将之前问题内化的话语进行外化。

被大家听到[1]，并以此来迅速推动公众教育和政治行动（温哥华反贪食症/厌食症联盟，1998）。反贪食症/厌食症联盟使用反语言（anti-language）以期达到如下目的：

- 建立一种氛围，让那些备受贪食症/厌食症折磨的女人把自己和问题区别开来；

- 不再把个体的身体以及与他人的关系视为问题，问题就是问题（拒绝贴标签、病态化或者泛泛地描述）；

- 让人们能够以合作来对抗问题中存在的各种复杂性；

- 客体化(objectification)的对象是贪食症/厌食症，而非被贪食症/厌食症所困扰的女性；

- 问题的相对外化、客体化，这给科学分类的个体化技术提出挑战，必须重新在更为宽泛的文化和人际关系背景下得到更为全面的问题描述；

- 相对外化地提出问题，鼓励那些被贪食症/厌食症所困扰的女性找出问题给她们的生活和人际关系所带来的毁灭性影响；

- 相对外化地解构被病态"物化"和客体化了的女性，挑战那些被她们接受了的社会规范；

- 相对外化，并允许多元解释的可能性，重新讲述故事，展现一个人的过去、现在和将来可以有多种不同的情形。

---

[1] 我和联盟成员一起参加过多次会议工作坊。在很多场合，作为联盟一分子的治疗师是作为专业听众倾听以往和现在的成员讲述。给成员机会，让他们从"病人"的身份提升为咨询师，这是叙事治疗工作的开始。

温哥华联盟治疗的目的（Madigan & Law, 1998a）力图跨越传统心理治疗模式中的意识形态和财务管理造成的鸿沟，这一鸿沟其实早就为人诟病。团体推动独立和自足（self-sufficency）的观念。体现在以下两个方面：①预防性教育，唤起专业人士和社会团体的责任感和②为那些困于医院治疗和咨询室治疗的女性提供替代性的和非常规性的支持系统。

通过定期的会面，联盟成员、家人、爱人和朋友都采取直接的行动[1]，一起帮助解决贪食症、厌食症的问题。比如，他们发展出媒体监控委员会，他们会公开声讨那些赞成贪食症/厌食症的活动，给大量的杂志、报纸和公司负责人写信。让成员进行反贪食症/厌食症的监视，把对规范的凝视（gaze）转向专业的、教育的和消费的体系。学校行动委员会针对小学和初中生群体，设计了反贪食症/厌食症的教学活动方案；然而，他们发现，关于减肥和对于身体状况的担忧，居然会出现在 4 岁孩子说的话中。联盟制服 T 恤的背后写着"你不只是身体"的字样，前面是联盟的名称和 logo（这款衣服很热卖）。联盟每年还举办烛光守夜活动，悼念那些死于贪食症/厌食症的人们。

以其激进的思想观点，温哥华反贪食症/厌食症联盟的使命是追究专业的和消费的体系，因为它们让女性陷入"饮食障碍"中，丧失独立性并被边缘化。让这些女性变得依赖和边缘化的，有病态的分类方式、长时间的住院治疗、服用药物、资金短缺、无助感、

---

[1] 让成员感到无比兴奋的是，联盟的活动还登上了 1995 年美国的《新闻周刊》，因为当期有篇关于叙事治疗的文章。

功能失调和自我责备。

联盟的目的是要赢得这场由它所发起的"战斗",因为联盟成员们相信,无论是在专业的领域,还是在社区的层面,她们都把女性的身体作为这场"战斗"的"赌注"了。通过把自己的人生从贪食症/厌食症阴影中夺回来,联盟成员拒绝接受那些普遍存在的错误观念,即她们自己应该为所谓的饮食失调负责任。联盟成员开始作出身份认同的重大转变,不再是接受团体治疗的病人,而是社团活动的参与者以及知情的咨询人员。在社区的各个层面采取行动,帮助其他女性及其家庭,而在此过程中,她们也是在帮助自身。

对于反贪食症的治疗性回响团队咨询的参与者,是邀请团队成员还是其他治疗师,我总是尽可能地选择联盟的成员。被饮食障碍所困扰的新成员,在听了其他成员富有同情心的、直接的反思后,总是会被触动。我们经常付费给之前参与过咨询的人员或者联盟的成员作为咨询师的助手,帮助我们进行咨询师的训练或者作为回响团队的成员。

反贪食症的合作研究

以下节选自一段录像带的对话,录像带由一位联盟成员录制,她在其中阐明了自己的观点,录像带用于咨询师的培训,帮助咨询师了解关于贪食症、厌食症问题所涉及的基本事实。这一访谈使用局内人知识进行合作研究,是叙事疗法的典型案例。

麦迪根：面对被贪食症或厌食症困扰的当事人，咨询师需要知道哪些事实？

凯瑟琳：嗯，我觉得很重要的是，咨询师要知道得在很多不同的层面来处理贪食症或厌食症，不能只关注于个体身上。当事人发生了哪些事情，她的家庭发生了什么事，以及环境或者社会发生了什么，这些都很重要，都会有影响。你必须得在所有层面来处理，如果只是处理一部分，我觉得厌食症或贪食症的问题还是会回来。

麦迪根：咨询师有哪些做法是让你发现没有效果的，是不能帮助你解决厌食症和贪食症问题的？

凯瑟琳：嗯，如果咨询师把你看作厌食症患者，你也会开始这么看待自己。你会开始觉得自己厌食和贪食，开始逐渐迷失自己。你会否认自己的其他方面。你会觉得自己饮食失调而且每个人都在说"你厌食""你贪食"。你做的任何错事都可以归结于厌食和贪食。这种做法真的会把她们给否定掉，否定她们的人格。你可能会说，因为我曾经和厌食/贪食作过斗争，但这正是我人生的一部分。我觉得真的很难，因为你努力想要守护住自我，一个内在的人格，一个需要走出来的人格，但当每个人都只是关注你的厌食或贪食问题时，就会把你这个人以及内心的自我给压下去。只要别人和专业治疗人员这么看待你，你就会变得越来越渺小。

麦迪根：你觉得哪些有帮助呢？

凯瑟琳：我猜有很多方法可以把贪食症和自己分离开。努力做到把它看作我的一个方面，仅此而已！把自己的表达权还给自己，不能让贪食症吞噬所有的一切，把它推到一边，推到它该待的地方去；我不知道该怎么说。我想大概是，把它和你自己分离开来。你知道，把我自己的声音放大，把贪食症的音量调小。

麦迪根：贪食症的另一个战术，就是让你觉得站出来是很可怕的，是吗？

凯瑟琳：是的，非常遮遮掩掩。它告诉我，遮遮掩掩过日子是我和它生活下去的唯一方式。我觉得，它让我一直对外人都保守着秘密，而且对于所有亲近的人也保持秘密，通过这种方式，它禁锢住了我。我无法走出去，无法和别人讲话。随着时间流逝，你变得不相信那些人。因为它成了你的最好朋友。这是唯一能让我感觉好点的事情。暴饮暴食是为了通过清除来消除愤怒[1]。它变成了一位全能的最好的朋友，一套适应机制，让我身陷其中，让我怀疑自己，也怀疑周围的人。

麦迪根：你做了哪些来对抗这个还带有隐秘性的贪食症呢？

凯瑟琳：当我觉得它用隐蔽性束缚住我时，我真的开始主动地思考它。我对自己说，好吧，我到底在做什么，我在把自己给隔离开吗？贪食症让我变得更加退缩了吗？把音量调小，不，我不能被它控制住，我真的开始主动把它看作一个和自己分开的东西。我把它视为它本来该是的东西，而且还是一个会虐待我的同伴——它给我带来很多伤害。对它给我造成的伤害说不，与周围的人接触，这

---

[1] 贪食症（Bulimia Nervosa）并非是普通的贪吃。而是一种进食行为的异常改变，贪食症患者的摄食欲望或行为常呈发作型，一旦产生了进食欲望便难以克制和抵抗，每次进食量都较大；病人担心自己发胖，故常常在进食后自行催吐。——译者注。

些人一直在我身边，而且将来也会在我身边，这真的会减少它对我的控制。贪食症曾禁锢住我，把我隔离，否定我的价值，否定我作为一个好人的感受，否定掉我也值得别人关心的感受，让我看不到别人想要与我分享和想要成为我生活的一部分的愿望。

麦迪根：贪食症伴随你左右，你认为，它和你的关系类似于一段虐待关系。我对此很感兴趣，你能多谈谈自己的想法吗？

凯瑟琳：我曾有次给自己的身体写了封信，信里说到，"对你遭受到的虐待，我深表歉意"等，我真的开始觉得贪食症带有那么强的破坏性！就像我有一个会虐待我的同伴一样。在我最虚弱的时候它攻击我，让我状态低落，告诉我一无是处，告诉我没人会喜欢我，我必须得依赖它，而不是依靠其他人。它告诉我它之所以这么做，是因为它真的关心，它想做些好的事情。你知道，它找到所有隐秘的方式来摧毁掉任何你和你的自我价值感，让你分心，然后慢慢地开始从身体和精神两个方面来虐待你。它不停地对我说，"我关心你"，"没人像我一样爱你"。这么一来，它就深深地存在于我的生活中。当有人让我失望，哪怕只是一点点失望时，我就会说："好吧，它（贪食症）是对的。"我是没价值的，所以才会发生刚才的事情，我就会大吃一通，暂时能让我感觉好点。你知道吗，我想通过塞满胃给自己带来营养，然后又把食物吐出来以消除愤怒。这在短时间内有用，很短的时间内，但带来灾难性的后果。

麦迪根：你是怎么做到不再被贪食症的虐待所折磨的？

凯瑟琳：我觉得有几个方面。首先，我开始真正时刻谨记它是一种会虐待我的东西。一旦明确了这种虐待的关系，就明白如果我不去寻找一些帮助的话，它是不会走开的，没错就是这样（大笑）。所以，我开始审视它，任何想要让它仍和我待在一起的理智或情感因素都必须去除。我把它看作是和我分开的，是一种虐待我的东西，和它在一起永远都不会好，我知道我控制不了它，因为它并不真的爱我。事实上，它憎恨我，而且它有自己的目的和计划，它会毁了我。我不得不看到这些事实，关于我的生活，它对我说了很多谎话，我现在要让这些谎话都走开。就像你想要逃离一个虐待你的伴侣时，你必须得寻求外界帮助一样，我发现自己周围也有能一直支持我的好人，联盟的成员，充满正能量的人，他们都努力让我知道他们就在我身边，将来也会在我身边。他们比虐待我的那个伴侣好太多。慢慢地，我开始去信任他人，知道他们就在我身边，而且他们更了解我。

　　麦迪根：你是怎么结束这段遭受虐待的关系的？

　　凯瑟琳：我就是把贪食症给一脚踢开！

　　联盟出版过一辑录像DVD，题目是《有关贪食症和厌食症，咨询师不敢问却必须知道的事实》[1]，有次我们曾将此DVD播放给一些专业人士和非专业人士观看，意外收获了他们雷鸣般的掌声、大量的赞赏和感动，这是不是很神奇？我曾经就此征询过心理治疗师艾略特·戈尔登博士（Elliot Goldner）的意见，他曾在温哥华地区的医院系统内主持饮食障碍的治疗项目，同时也是我多年的朋友，

---

[1] narrativetherapy.tv 上有大量关于温哥华反贪食症／厌食症联盟成员的咨询片段。

我想听听他对于联盟中开展的合作研究的感想。他是如下回复我的：

联盟的作品凸显出一个事实，那就是遭受贪食症和厌食症折磨的人们，他们也具备智慧及专业知识，这些都不能被边缘化，也不能被排斥。他们的研究是来自真实的体验，是时时刻刻发生的，不是 8 小时工作的研究人员调查出来的，不存在学术盲区，也不受任何政治或经济立场的驱动。忽视他们的洞见，势必是愚蠢的做法。精神病学和心理治疗的做法往往忽视这种认真细致的研究，倾向于选择快速解决，使用科学主义的和技术性的解决方案（Madigan & Epston, 1995，第 56 页）。

我对上面一段话的理解是：

- 联合有助于对抗贪食症和厌食症；像温哥华反贪食症 / 厌食症联盟这样的团体能够提供这种联合。

- 反贪食症 / 厌食症的一些社团行动能够帮助对抗个人及社会上普遍存在的饮食失调问题；相反，没有此类活动的方法（指的是一些"心理治疗"或者"支持性的努力"）是没有效果的。

- 那些遭受贪食症 / 厌食症困扰的人被赋予了与问题抗争的权利，这点很有助于我们解决饮食失调问题；这种权利的赋予，是基于对当事人的尊重，并把问题同个体分开。

- 贪食症和厌食症就像一个会虐待人的伴侣；隐秘和羞耻感就像黏合剂一样让问题紧紧粘着人们。

- 其他人（包括那些旨在"帮助"当事人的专业人士）也可能会让问题变得更糟糕；这种情况时有发生，因为专业人士会

对当事人假定一些事实，并且限制当事人的身份认同以及自
我价值感。

当我们在公共论坛上宣讲联盟理念的时候，经常有听众提出
这些理念会给咨询的未来发展带来更多的社会影响。正是因为这些
合作研究项目带来的启迪，治疗师有更多的反思性责任（reflexive
accountability）。我们认为，治疗性责任很重要，需要借助那些曾
经被边缘化的知识作为中介，而不是借助专业性的话语（Madigan &
Epston，1995）。

联盟的存在，使得当事人的知识能够在个体之间进行传递。
此外，他们还经常发出强烈的反对之声，抨击那些使得问题一直
存在的文化因素和专业机构。联盟的任务还在于解开心理学家/
治疗师与当事人之间的差异、距离和现状，即那些由于治疗师没
有与当事人进行合作所造成的各种问题。对于咨询关系的透明化
（transparency）和回响团队理念而言（Epston，1991a；Madigan，
1991a），联盟可以看作是将上述理念融入社会团体的一种拓展。

温哥华反贪食症/厌食症联盟鼓励各种自我引导的治愈，鼓励
人们回溯和反省他们想象翅膀之下隐藏了哪些东西。如果心理咨询
的各种可能性好比一座巨大的冰山，联盟成员开始意识到他们的观
念原来就是被埋藏在海平面以下的、未被发现的部分。

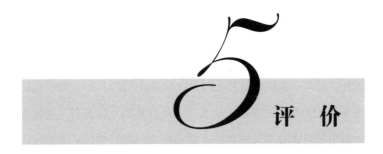

评价

CHAPTER FIVE

当事实变得无可争辩，却禁止说国王什么衣服也没穿，就是知识分子被拒绝和迫害的时候。

——米歇尔·福柯

心理学家伊恩·帕克 (Ian Parker，2008) 负责曼彻斯特大学的话语研究中心，对于叙事治疗师所面临的研究困境，他曾经很精辟地总结道：

当我们使用"精神健康"这一概念时，很显然，总是有一个问题萦绕在脑海：我们想要检查的"精神健康"是什么？"精神健康"这两个词语的存在，似乎还对应于"精神疾病"，我们总是想要找到一些中性的术语来处理这个关键的研究问题。作为从事定性研究的工作人员，我们所使用的每一个字都有符号学意义的内容加载，而这些加载的内容很可能还是我们不愿意赞同的。比如，我们想极力避免使用"疾病"来描述人们遭受的不幸，但是使用"健康"、不使用"疾病"，也不能完全避开医学话语。而"精神"这一术语本身也存在问题，因为其前提假设是我们研究的对象是内在心理的状态。当代话语中充满了文字和图像，即要为人的行动找到个体的、心智内部的原因。我们越来越受到这种"心理文化"的影响，而这会限定我们调查研究的视野（第 40 页）。

如果叙事疗法理论、实践和研究有什么交集和／或一致性，那么任何研究的任务就有点类似于文学评论家的工作，只要是文化行为都可以被视为需要解释的文本。由此，便对任何研究描述的准确性（或客观性）提出了很大的质疑。

我认为治疗研究的解释都是"虚构文学"，这么说，并不是指他们描述的事件不曾发生，而是研究人员与"被研究"的当事人进行沟通之后，在这个第一手的沟通内容的基础上进行了第二手甚至是第三手的解释。因此，它们是永远无法明确的，总是被质疑的。

我可以从叙事疗法的观点进行讨论，理论不能强加于治疗的面谈数据之上，拒绝任何旨在去除或避免这种不完善（或可争议性）的研究。比如格尔茨（Geertz，1973）认为，通过把文化变成民俗故事，研究者就能对此进行收集。他们（心理学）把文化看成特质，然后就开始对此进行计数。他们（心理学）把文化变成机制，从而可以开始对其进行分类；把文化变成结构，就能对此进行把玩（toy with it）（Geertz，1973，第29页）。

承诺放弃宏大的心理理论，倡导对日常生活中丰富的内容进行探索，找到精细的解释（通过民族志的研究方法[1]）。研究重视"本土"演员对于自己行动的理解，而这种理解能告诉我们很多内容，比如这位当事人或前来咨询的家庭是如何对文化作出反应的，以及他们又是如何生活的。直到最近，对于叙事疗法实践的研究还不是很多，造成这一局面的部分原因是，叙事疗法的实践者总是有意避开他们认为是科学的或试图量化生活经验的方法。尽管如此，还是

---

[1] 民族志的研究方式之一就包括实地考察，研究者和被研究的族群生活在一起，过他们的寻常生活，与知识渊博的或者有良好地位的报告人一起收集信息。实地考察一般都会持续一段时间——通常是一年多，有时还更久。尽管很多人都认为民族志是用于研究其他族群或隐秘部落的，但实际上，很多学者其实是在熟悉的环境中做研究。

有很多"证据"被收集起来，以支持叙事疗法实践具备有效性的论点[1]。

　　按照丛书的"要求"，我在本章报告一些叙事疗法方案的有效性问题，对这些研究的介绍来自德威中心的网站[2]。

　　丽奈特·卜洛门（Lynette Vromans，2008）调查了叙事疗法对抑郁症成人的治疗过程及治疗结果。这项研究的第一个目标，是为了说明叙事理论、研究和实践的整合。叙事反思过程，被认为是连接叙事理论和研究、实践的一个理论结构。第二个目标是经验证实这一理论整合，考察叙事疗法进程，特别是叙事反思、治疗联盟、它们之间的关系与治疗结果。第三个目标是通过实证检验来支持提出的理论、研究和实践的整合。研究和实践通过统计显著性、临床意义和基准研究（benchmark-research）评估抑郁症状、人际取向结果（Interpersonal Relatedness Factor），提供定量证据来支持叙事疗法的效用。独立过程变量是叙事的灵活度（在第1次面谈和第8次面谈进行评估）以及治疗联盟(therapeutic alliance，在第1次、第3次和第8次面谈进行评估)。初始独立结果变量是抑郁症状和人际取向。初始分析，针对治疗前、治疗后和治疗结束后的3个月这三个时间点，对治疗结果进行评估，包括后续疗效、效应量(effect size)和治疗前后的显著性。临床试验提供了实证性的支持，试验证

---

[1] 这一研究部分是在大卫·丹博洛（David Denborough）的帮助下完成的，资料来源于国际叙事治疗和团体工作期刊（*International Narrative Therapy and Community Work Journal*），以及位于南澳大利亚阿德莱德市的德威中心期刊（*Dulwich Centre Publications*）。

[2] 来自《研究、证据和叙事实践》一书（*Research, Evidence, and Narrative Practice*, David Denborough，2009年9月，网站地址 http://www.dulwichcentre.com.au/narrative-therapy-research.html. 2009），德威中心版权所有，经许可后转载。

明，治疗后与治疗前相比，叙事疗法能改善当事人的压抑症状和人际取向，抑郁症状的变化幅度显示有大的效应量（d=1.10 ~ 1.36），人际取向有中度效应量（d=0.52 ~ 0.62），对于治疗前中度和严重的抑郁症当事人，治疗能够有效降低其抑郁症状。改善抑郁症状，而不是人际取向，在治疗后的三个月同样能保持。抑郁症状的减少和抑郁症状在治疗后有效改善的当事人比例（53%），效果与基准研究所报告的普通心理治疗相当。通过这一研究帮助我们理解叙事疗法的方法，进一步精细化治疗策略，从而帮助当事人从心理失调的状态恢复过来，另外还给治疗师使用叙事疗法实践提供更多的证据基础。

大卫·贝萨（David Besa, 1994）使用单一案例研究方法学（Single Case Research Methodology）来评估叙事疗法在家庭治疗中使用的效果。他的研究评估了叙事疗法在降低亲子冲突方面的有效性。由父母来测量孩子的变化，父母在基准期（baseline phase）和干预期（intervention phase）分别计数特定行为发生的频率。实践研究者使用单一案例研究方法和一系列的咨询方案，并且用 3 个比较基准来对结果进行评估。6 个家庭接受了叙事疗法的咨询，治疗师使用到以下的方法，如问题的外化、相对影响问题、寻找独特结果和独特解释，引导独特的重新描述和独特的循环传播以及在疗程之间布置作业等。与基准线的行为发生频率相比，6 个家庭中有 5 个家庭减少了亲子冲突，减少了 88% ~ 98% 的冲突行为。而且应用叙事疗法方法时有改善，没有使用叙事疗法方法时没有改善。

米姆·韦伯等人（Mim Weber，Kierrynn Davis and Lisa McPhie，2006）所开展的叙事疗法，旨在帮助饮食失调的当事人和来自澳大利亚新南威尔士州的乡村社群。他们的文章中介绍了所开展的叙事疗法研究，有 7 位女性参与了叙事疗法的团体治疗，她们都认为自己有抑郁情绪和饮食失调问题。通过自我转介（self-referred），她们参与了这个为期 10 周的团体咨询，咨询每周活动一次，团体治疗是在叙事疗法的框架内，开展各种话题的讨论。通过团体治疗前后的测验证明，她们的抑郁分数有所下降而且饮食失调风险值也下降。所有参与团体治疗的女性都报告称自己的日常行为习惯发生了变化，也更少进行自我批评。这些发现被团体后的评估调查所支持，叙事疗法将饮食失调问题进行外化并让当事人与其分离的做法，能够极大地帮助当事人改变其日常的行为习惯。尽管这一研究还比较初级，所涉及的研究时间也较短，但目前研究的结果足以证明，在叙事疗法的框架下，团体工作能够给抑郁和饮食失调的女人带来积极的变化。

弗雷德·西摩（Fred W. Seymour）和大卫·艾普斯顿（1989）曾治疗过儿童偷窃问题。儿童偷窃是令父母备感沮丧的问题，如若偷窃儿童长大后成为成人罪犯，也会给社区带来更大的危害。这篇文章描述了治疗的"工作地图"，孩子和家人的直接参与，把孩子从"小偷"变成"诚实的人"。对治疗所涉及的 45 个孩子进行分析，结果显示：有较高的家庭参与度以及初步的行为变化。随后，在咨询疗程结束后的 6 ～ 12 个月进行跟踪电话访问，结果显示：

80%的孩子没有再次出现偷窃行为，或者偷窃行为比率大幅下降。

琳兹等（Linzi Rabinowitz & Rebecca Goldberg，2009）对于以下项目的干预效果进行了评估，该项目是在南非的学生课程中使用英雄主题的图书，作为主流社会心理关怀和支持项目的一种补充。他们认为，英雄主题的图示作为社会心理支持的干预手段，是由乔纳森·摩根（Jonathan Morgan，REPSSI）发展出来的，而且他的这项工作是受到叙事疗法理念的启发。这项研究提出了初步的证据，能够支持以下论点，即在南非学校课程中使用英雄主题的图书能够带来两种明显的结果：

①与那些老师没有使用英雄主题图书的班级相比，在评估人员使用相同的学习结果和评价标准时，那些参与了包括英雄主题图书课程的学生，在人生取向（life orientation）以及语言类（母语和第一外语）学习领域表现得更好。

②与那些老师没有使用英雄主题图书的班级相比，使用英雄主题图书作为教学方法的班级，学生在学业成绩得到促进的同时，心理社会方面的状态也有所提升。定量和定性的数据收集与分析都支持这一发现。尽管上述发现还不是结论性的，而且研究人员也认为有所局限，但定量的结果是：使用三科学业成绩（母语、第一外语和人生取向课程）的平均分，在英雄主题图书的班级，77%的学生学业成绩得到提升，对照组只有55%。这一发现表明，使用英雄主题图书作为干预手段，能够提升学业成绩，另外，这一方法带来的另一好处是，提升了学生在社会、心理方面的健康水平。样本大小

包括 4 个对照组和 4 个干预组，分别来自两个不同的研究地点——南非的西开普省（Western Cape）和夸祖鲁纳塔尔省（Kwazulu-Natal）。其中对照组有 172 名学生，干预组有 113 名学生。

简·斯比得（Jane Speedy）和吉娜·汤姆森等人（Gina Thompson and others, 2004）曾写过一篇十分有意思的文章，名为《拥有更人性的生活：用定义式仪式探究心理咨询的"结果"》（ *Living a More Peopled Life*： *Definitional Ceremony as Inquiry into Psychotherapy Outcomes* ），这篇文章对于当下欧洲和北美学术界以实证经验为基础的实践模式提出质疑，同时也批评了对"心理治疗结果"进行研究的惯例做法。他们认为，局外见证人练习（outsider witness practice）和定义式仪式，都可以看作集体研究过程，而且这也与叙事主义、后结构主义以及女性主义的理念相一致，同时也与叙事疗法实践相符合，同样能够有效地影响政策制定者和未来的机构设置。叙事实践者和当事人，都被邀请进入国际叙事疗法结果研究的对话。

宋亚·布莱希特（Sonja Berthold，2006）所开展的研究，是对从边缘回归项目（Back From the Edge Project）进行评价。这是对叙事疗法和集体叙事实践项目的一项独立性评估，在两个少数族裔的社区——澳大利亚伊尔卡拉地区（Yirrkala）和关杨地区（Gunyangara）开展，这一项目旨在（a）减少自杀思想／行为／伤害，以及自我伤害和自杀导致的死亡；（b）能够帮助个人、家庭和社区，增强其应变能力、自尊、智慧、相互联系以及心理健康，减少风险状况的患病率；（c）给予个体、家庭和社区更多的支持，减少自杀行为的影响。这一项目由德威中心和澳大利亚北领地关系咨询中心（Relationships Australia Northern Territory）联合开展，关于该项目的更详细资料，请参阅大卫·丹博洛的文章（2006）。

独立评估发现项目有效，因为（a）让当事人发现自己的优势并记得自己的梦想；（b）提高个人和团队的自尊、自信，强化他们处理自杀和自杀念头的能力；（c）为团体创造机会，增进他们与其他本地社群的联结，联结让彼此得到抚慰，也更有力量；（d）提供聆听他们叙述的观众，并且传递出回应；(e) 帮助当事人看到他们的知识和体验对他人的价值；（f）让团体一起来庆祝他们所具备的能力和力量；（g）让当地工作人员能够参与在过程里并提供支持；（h）留下以后能够使用的资源。

大卫·丹博洛（德威中心）现在进行的一项研究项目是与约翰·衡栗（John Henley）和朱莉·罗宾森（Julie Robinson）合作，研究生命之树的方法，这是叙事疗法的一种方法，由奈扎·纽库彼（Ncazelo Ncube）和大卫·丹博洛发展出来的针对容易受伤害儿童的，这一研究项目在南澳大利亚的两个小学开展，评估来自难民家庭的儿童使用生命之树的方法是否有效果。这一数据分析和最后结果在 2010 年年中时得出。

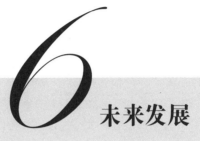

未来发展

CHAPTER SIX

知识的作用不在于知晓：知识是用于解构。

——米歇尔·福柯（《福柯读本》，*The Foucault Reader*）

叙事疗法有着辉煌的过去，而其未来发展也是一片光明。叙事疗法，其所特有的治疗立场是强调关系的、反对个人主义的治疗方式，似乎正是这一点让其在世界范围内获得大量的，且越来越多的拥趸。越来越多的治疗师（他们来自各种各样的治疗流派）都纷纷开始转向关注叙事疗法的理论与治疗方式，以此走出被很多心理学家所诟病的无心的治疗境地。以往的卫生管理系统过于强调医学和实证科学，心理学家力求摆脱这些过度限制，重新找回学科的活力。

开展叙事疗法的相关组织现已分布世界各地，我希望大家都能参与进来。

关于未来的几点思虑

迈克尔·怀特（2005）曾说过，"在这个地球上的很多地方，人们都经历着各种灾难，起因可能是战争、疾病、流离失所，也可能是金融危机，在这许许多多人之中，儿童最为脆弱，他们很容易就被威胁生活的艰辛与创伤所影响"（第24页）。他在治疗一些有着创伤经历的年幼者（来自世界各地）时，常常会如此感慨，所谓治疗的重中之重就是要关注心理的、生理的以及情绪的安全，防止孩子再次遭受创伤。他认为，借助于不断深入和发展的支线故事线索（subordinate story lines），并且在叙事疗法的操作架构内进行陈述，儿童就能获得一个"供替代选择的、身份认同的领域"，让儿童获得心理的立足之地。正是在这个安全的立足之地上，儿童开始给自己经历过的创伤找到独特的、安全的诠释。

叙事疗法对于遭受创伤的当事人（包括儿童、成人、家庭和团体）的治疗方法，与其他很多理论流派的治疗方法不同，它并不需要当事人直接（和马上）说出他们对创伤的体验（当然，这并不意味着叙事疗法不重视重新讲述）。从叙事疗法的立场来看，不能讲述创伤体验（或者还没有足够安全感来表达体验）的人，也不能被看作是正在被否认与压抑心理机制所控制的人。除此之外，对于心理学的新近诊断类别——创伤后应激障碍（posttraumatic stress disorder）[1]，也不予以探究和考虑。

叙事疗法最需要做的就是向儿童或成人当事人清晰地陈述出例外（exception），让个体免于责备、罪恶、羞愧，等等。第二点，强迫儿童说出创伤的细节，而没有考虑各种安全因素[2]，这只会让儿童再次遭受创伤，让他或她又一次体验不安全和伤害。

找到合适的方式，让当事人在感到安全的前提下讲出创伤，在

---

［1］在 2007 年，我应好友爱德华·密尔思博士的邀请，一同前往非洲。他是加拿大杰出的流行病学研究专家，主要研究 HIV 和 AIDS，我们前往他无数次工作过的坎帕拉（乌干达首都）、姆巴莱以及乌干达北部的难民营。此行中，我经常与当地人讨论（经常是他们对"西方援助者"的嘲笑），北美心理学界常用的创伤后应激障碍一词多被质疑，当地人总是回应说"你们说的后指的是哪里？""乌干达人能正确理解的问题，却被西方人错误地理解。

［2］包括一系列的讨论，关于当事人的技巧、知识和能力——比如，讨论孩子或者成人当事人在有敌意情境中寻找支持的能力，找到方法以打破孤立、与他人建立联系的能力，拒绝卷入能再次生成创伤情境的能力。

治疗中，以赞赏的态度认同儿童对于创伤所采取的处理方法，既会使当事人更有力量去陈述创伤，还能给儿童以及他们的人际关系带来希望。正是因为西方心理学的理念无法代表其他文化发声（也无法"治疗"发展中国家民众的创伤），于是，迈克尔·怀特的观点就变得更为关键。我想起，公正治疗团队成员在 1991 年曾和我说过，殖民主义在这个世界上的最后一个壁垒将是心理学。

在过去几年中，澳大利亚南部开始出现很多针对创伤儿童、创伤家庭、创伤团体的叙事疗法（他们还将工作拓展到很多为战争所摧残的国家），他们把这一新近的工作称为集体的叙事疗法(collective narrative practices)。

在来自世界不同地区的许多治疗师的合作下，集体的叙事疗法旨在帮助那些有着显著困难的个体、团体和社团。以叙事疗法关于创伤的治疗原则和方法为出发点，这些跨文化的参与者使得集体叙事疗法在各个不同的方面有所发展。其中包括：

- 集体的时间线索；
- 历史地图；
- 集体的叙事文档；
- 通过信息交换，用于连接个体的 / 社团的故事线索；
- 能提供精神力量的歌曲；
- 叙事的检查列表，用于查找社会的、心理的阻抗因素；
- 生命之树——针对易受伤害儿童所开展的集体叙事疗法中使用的方法；

- 生命团队——给年轻人提供运动的机会；

- 生命的风筝——在移民社团或难民社团中使用，加强他们生于不同年代的人之间的联系。

团体治疗曾用于遭受过性暴力的监狱服刑人员、澳大利亚的土族群体、南非遭受灾难的儿童，以及卢旺达屠杀的幸存者。团体治疗实践尊重当事人的文化，在针对遭受重大创伤和不幸的成人及孩子时，特别能够引起他们的共鸣，产生有效的治愈效果。时至今日，团体的叙事疗法在澳大利亚、卢旺达、以色列、俄罗斯、东帝汶、乌干达、波黑、巴勒斯坦等地开展。

叙事疗法关注伦理和社会正义，反对个人主义，认为塑造文化认同感的是更广泛意义上的文化背景和政治背景，并对此加以尊重，因此叙事疗法在世界范围内获得了长足的进展。这一疗法在各地有大量拥护者，比如南非、撒哈拉以南非洲地区、中国、日本、墨西哥、俄罗斯和印度。目前，还有些地区开始出现萌芽，如新加坡、巴西和韩国。

加拿大以及北欧地区有着目前世界上最好的社会支持网络，但这仅仅意味着这些国家有着历史悠久的叙事疗法传统，比如爱尔兰和法国，人们开始意识到叙事疗法的优点，一些学习机构正在开始建立。

相比而言，在美国，尽管波士顿、迈阿密、明尼阿波利斯、纽约、旧金山和西雅图等城市里一直都有叙事疗法团体的存在，但是叙事疗法在美国的发展是缓慢的，这归咎于心理治疗领域的右倾化（尽管近期朝健康护理转向，希望能证明我的观点是错的）。我从美国同仁那里的所见所闻与精神健康护理领域的右倾化，正在把大部分的心理服务机构推向绝望的边缘，我的美国同事比尔·麦德森（Bill Madsen）将此称为机构功能性障碍（institutionalized dysfunction）。结果是，既然这些旨在助人的机构本身都还需要帮助，它们又如何去帮助他人呢？

和其他国家不同，控制美国精神健康政策制定的是金融人士（我简直无法想象心理学家被指定去管理美国货币政策的情形！）。这些任职于美国健康维护组织的经理人，他们所做的就是：赚钱。

精神健康体系背后的这一赚钱的目的显得如此不道德，但是在自由市场上，这些经理人为所在公司做的就和纽约证券交易市场上的买手所做的一样，他们有权力这么做，也必须这么做。别忘了，精神健康维护组织的股票，其设立的目的就是要给股东带来利益最大化。因此，它们的商业计划就是给当事人提供尽可能少的咨询服务，以此给股东带来更多的收益。

与此配套的是药物工业，工业生产出大量低成本的药片。精神健康组织制定的《精神疾病诊断与统计手册》中出现的任何障碍，都有相对应的治疗药物。未经足够的研究和考虑，健康维护组织就和大型药物企业联姻，由此衍生出巨大的商机。尽管缺乏道德，同时给人们带来高昂的医药成本，但是它却符合组织设立的初衷。因此，不管你对此感觉如何，用心理学的资本主义对每一位当事人（和他们的心理治疗师、心理健康工作者以及社会工作者）进行盘剥，这确实是能带来巨大回报的商业模式，结果，这一模式还变得难以动摇。

在心理学领域有这么一个资本模式存在，推崇后结构主义历史、反对个人主义的叙事疗法，自然无法在美国健康维护组织的董事局会议上被通过。但是，尽管美国整体的精神健康从业情况如此，一些具有美国特色的叙事治疗师（绝大多数都毕业于健身健康领域的专业学校）以及很多大城市的机构，也比以往付出更大努力，尝试着将叙事疗法的理念应用于服务当事人的工作中。与其他西方国家相比，他们整体的工作环境很糟糕，但是他们仍然找到办法来实践叙事疗法，以期真正帮助当事人。

大卫·艾普斯顿目前所开展的开创性工作是：与局内人一起开展的合作研究，以及对局内人提供的知识进行研究（这是第二层级的合作研究）。这一实践模式与后结构主义的观念一脉相承（如何与局内人一起进行研究，这是叙事疗法的历史传统）。越来越多的局内人团体和合作研究项目开始出现，并且会成为未来工作的重心。艾普斯顿（1998, 2009）把他这一合作研究的思路带入很多不同的领域，探索更多的可能性。以下是一段摘录，是他与一位名叫朱莉（Julie）的当事人所进行的合作研究，在其中，他重新询问了咨询中提出过的问题，并且期待当事人用自己的知识对此进行解释和理解。

大卫：朱莉，在之前，贪食症／厌食症是否一直让你觉得自己没有生存的价值，也不值得为生活所接受，是吗？

朱莉：这个问题促使我把关注的焦点从自身转移到反思厌食症／贪食症本身。反思给予我一种可能性，即之前那些无价值感和不被接受的感觉并不是"我"基本或根本的属性，情况或许完全不同。贪食症／厌食症的影响力巨大，让我从未想过自己也是有价值的一面，因此大卫的问题很有挑战性，带给我整个概念的提升和思维方式的转变。贪食症／厌食症游说的本事之大，我意识到自己之前那种无价值感，处处感到一种无法拒绝的"事实"——这些所谓的事实有种变色龙的本事，能够渗入我身体的每个细胞，思想的每个细节，以至于我经常无法察觉这种渗透。因为没有意识到这种渗入，生活处处都有歉疚感——知道自己一无是处还活在世上，为此感到歉疚，而且仅仅是歉疚还不足够。充满歉疚的生活，又怀有一丝丝绝望的奢念，希望能够被生活所接受，希望得到爱，这无疑是最为痛苦的存在了。我经常感受到一种压力，即必须从生活中消失，这才是我足以弥补歉疚感的最佳方式，否则，生活中处处都是对我的惩罚。

大卫：朱莉，贪食症／厌食症这种不道德的观点，是否让你有自杀的念头，你觉得怎样才是有道德的行为？

朱莉：听到这一问题时，我感到很震惊。大卫的问题经常带给我挑战感，也经常能激发深层次的思考和情绪反应，尽管我对这些已经颇为熟悉了，但是这个问题还是让我觉得震惊。大卫的问题经常让我回归生活体验的核心，而之前总是被羞愧地遮掩起来。如果不是对话让我有勇气发现和表达，这些体验或许将永远被遮掩住；

发现一系列的语词流，诸如眼泪、悲伤的眼泪、解脱等，最终能找到已经被我遗忘的发声；一连串的词汇，兴奋、认知和悲伤等都重新看到和再次体验，以全新和令人吃惊的方式告诉我生命的存在；我兜了一大圈，花了那么多时间才找到答案，就像蔷薇伸出枝条才能开出花朵；这是语言的枝蔓：是试探性的。我第一次如此自由地表达。我希望自己能毫无歉疚感地讲话，但是在开始讨论贪食症/厌食症时，我打破了所有贪食症/厌食症既定的规则，并对其产生了愤怒。我觉得罪恶，不诚实和不够格。感觉自己被暴露，总想道歉，但大卫总是那么和善和有耐心，一再给我确定和鼓励。在之前，我从没被人问过对于贪食症/厌食症的体验。现在有人在问，而且还在聆听。我无法低估这对改变我的生活所起到的巨大作用。

叙事疗法领域的一些新观点

我的老朋友比尔·麦德森，生活在美国马萨诸塞州的剑桥市[1]，与很多精神健康机构合作，在这些机构中实践一些亲叙事疗法的方法，同时他也是一位有着前瞻性思维习惯的叙事治疗师。他所合作的机构，有公共的精神健康诊所，也有儿童保护机构和福利组织，这些机构是实实在在以助人为宗旨的。比尔将叙事疗法的观念融入论文的写作、人员的管理以及政策和机构层面的咨询和会

---

[1] 这是紧邻美国马萨诸塞州波士顿市西北方的一个城市，与波士顿市区隔查尔斯河相对。这里是两所世界著名大学，哈佛大学和麻省理工学院的所在地。——译者注

议等。他发展出全新的咨询师／工作人员的一套语言体系，以此来对抗正统心理学实践，后者固着于所谓最佳的治疗模式和循证实践的研究。他新近出版了著作《多压力家庭的集体治疗》（*Collaborative Therapy with Multi-stressed Families*）的第 2 版（Madsen, 2007），我强烈建议所有社会工作者都能阅读一下本书。

另外，我认为叙事治疗师文斯莱德（John Winslade, 2009）的理论性研究很重要。他目前正在整合法国后结构主义哲学家德鲁兹（Gilles Deleuze）[1]的观念，力图将这位哲学家的观念融入叙事疗法的实践中。他尤其感兴趣的是，德鲁兹对于福柯权力概念的深入，用权力线的方式图解化权力的关系。文斯莱德认为，德鲁兹是指向转变的哲学家，这与叙事疗法一脉相承，叙事疗法向人们询问他们心中可能的生活和生活方式。德鲁兹问过简单的问题："一个人可能会如何生活？"——着眼于创造性的可能。

我还关注到的工作包括：生活在加拿大不列颠哥伦比亚省温哥华的麦克法兰德（Devon MacFarland）的工作，以及奈仑德（David Nylund）[2]和提尔森（Julie Tilsen）（分别生活在加拿大马尼托巴省温尼伯市和美国加利福尼亚的萨克拉门托市），他们的治疗对象是变性人，在我看来，他们的治疗理念以及发表的论文中对涉及的前沿问题，比如对于身份认同、性别的讨论，完全不是用二元论的观点来简单描述人性。

---

[1] 吉尔·德鲁兹，法国后现代主义哲学家。德鲁兹出生在法国首都巴黎，1944 年中学毕业后进入巴黎索邦大学哲学系就读，开始致力于哲学研究。他的哲学思想中一个主要特色是对欲望的研究，并由此出发到对一切中心化和总体化的攻击。——译者注
[2] 大卫·奈仑德自 2007 年以来任职于温哥华叙事治疗学校。

> > > > > >

　　我的同事及好友维奇·雷诺兹[1]开展一个支持性团体的实践项目（参与者是为少数族裔打工的边缘化人员，他们的生活状态窘迫不安）。她的这项工作在很多方面得以不断拓展，我希望看到更多此类的支持性工作。

　　我的另一位同事和好友伊恩·劳（Ian Law）正在开展话语治疗的工作。他的研究将使我们更深入地了解后结构主义以及福柯的观点。我们很期待他即将由劳特利奇（Routledge）出版社出版的新书。

　　澳大利亚学者艾伦·詹金斯对于创伤和虐待问题的研究，体现在他关注于伦理问题的叙事疗法实践中。他的新书——《成为有道德的人：与施虐男子的政治之旅》（*Becoming Ethical*：*A Parallel Political Journey with Men Who Have Abused*）值得大家一读再读。在创伤和虐待问题领域，以下学者的研究也值得关注，他们是新西兰学者朱内拉·博德（Johnella Bird）、加拿大邓肯市的艾伦·韦德（Alan Wade）[2]和加拿大维多利亚市的凯蒂·理查森（Cathy Richardson）。

　　在我结识越来越多来自世界各地的叙事治疗师之后，我看到大家对于叙事疗法这一技艺的创造性探索。艾普斯顿以及温哥华叙事疗法学校的各位同仁欣喜地看到一种回归创造性的趋势，治疗的训练在最初就是充满了创造、发明、学徒制、技巧的发展以及严谨的

[1]维奇·雷诺兹自 2005 年以来任职于温哥华叙事治疗学校。

[2]对于更多有关朱内拉·博德和艾伦·韦德现场访谈和对话细节，参看网址 http://www. therapeuticconversations.com。

研究。

　　温哥华叙事疗法学校在 2010 年秋季开启跨洲际的学习项目（http://www.therapeuticconversations.com）。学校教育和精心设计的叙事疗法研究课程，鼓励培训中的对话，我们称之为有回声的学徒制（D. Epston，个人通信，2009）。这种所谓的有回声的学徒制会贯穿于所有层级的训练课程和督导项目，具体包括知情人教师、现场会议培训、读书小组、民族志团体合作研究（Tyler，1990）。温哥华叙事疗法学校将有回声的学徒制看作训练的一种协同方法，旨在为我们的教学和治疗实践带来更多叙事疗法的创新。我们的宗旨是关注学员的不同特质及细微差异，让学员成为有活力的、自信的和富于创造力的实践者。

　　对于叙事疗法未来发展的诸多可能，以上只提及很少的部分，犹如冰山一角而已。接纳叙事创新的状态，让叙事治疗师重归我们治疗作品的协作与创新精神——回归德威中心出版的作品《论文合集及精选》（*Collected and Selected Papers*），向着局内人民族志进发（焚膏继晷地设计治疗问题来匹配后结构主义的策略）。叙事疗法的创新，使我们重返叙事疗法的旧传统，即叙事疗法是一门技艺，不能用按图索骥式的标准化方式进行刻板指导。

　　叙事疗法将继续关注局内人知识，将此视为是单独的、独特的话语，与专家知识区分开来，叙事疗法实践发展青睐于此种话语。当我、艾普斯顿和洛林·格里夫斯（Lorraine Grieves）以及温哥华反厌食症 / 贪食症团队的成员在 20 世纪 90 年代组织团体开始收集整理局内人文档时，我们仅仅认为这是一件值得做的事情。我们认为这是治疗中最值得采取的明智方法，因为那么多女人奄奄一息、从桥上跳下去自杀或者在分割开的一个个病房里苦苦挣扎。治疗团队以及对局内人知识的收集，能够对抗问题倾向的彼此隔离——这是非常简单的道理，目前仍然如此。

相关的团体建立起来，旨在通过团体成员之间长久的接触，帮助人们从厌食症或贪食症濒死的处境中获得新生，重新获得健康（和更期望的生活）。正是在这些聚会中（以及后续的活动中），问题的身份认同开始转变为有用的、咨询的身份认同。加拿大大不列颠哥伦比亚省温哥华的学者阿伦·莫罗（Aaron Monroe）和肖恩·西皮尔（Sean Sepear），正在发展局内人知识文档的相关团体研究，期望能够以此影响到政策制定，获得更多项目研究和发展的基金。他们的叙事疗法工作在加拿大最贫穷的城市社区开展，涉及大量人群，有无家可归者、精神健康问题者以及药物或酒精成瘾者（Waldegrave，1996）。

阿伦和肖恩（Aaron & Sean）开展的、以团体为切入点的知情人"民间庇护所"[1]会面，不仅有启发意义，而且它所提供的语言和知识，能帮助我们重写对于庇护所计划和吸毒者注射器兑换计划（needle exchange programs）的资助申请书（grant proposal）等。局内人知识同样有助于了解和解决以下问题，诸如收容所规范准则、道德规范、局内人毒品使用情况、职业操守、人员会议、相关家庭

---

[1] 肖恩·西皮尔发明了词汇"民间庇护所"，进行心理学和地理学意味的重命名的一种方法，让那些人免于无家可归的认同——这种认同铭记了所有的伤害和想当然的意思。

和社区问题、工作计划，等等。这些局内人的聚会把知情者的知识放到直接的行动中。他们在那些所谓的积习难改的认同中激起了一个偏爱的差异，差异创造了知识，有希望让那些最初称他们为"积习难改"（chronic）的专业人士有所改变。

我在 2009 年对艾普斯顿进行了马拉松式的访谈，访谈的大部分时间都是在讨论如何在工作中应用批判性的民族志。批判性的民族志对于叙事疗法实践并不陌生，它能为我们的实践提供成熟学科准则，对于如何将局内人纳入叙事疗法问题，也提供很好的方法论借鉴。在叙事疗法中使用批判性的民族志，治疗师能够让当事人说出他或她作为局内人所了解的东西，而这些都是之前没有机会得以表达的，也是治疗师所不熟悉的内容。

批判性的民族志对于叙事疗法实践者而言非常重要，因为它避免了主体的归化（domestication）（以及或者治疗的过程）。通过避免归化，我们得以从询问"是什么"转变为问"可能变成什么"（Madison，2005）。叙事疗法能打破现状，动摇人们关于语言具有中立性的观点，以及任何想当然的、有关权利和控制的假设。

叙事疗法未来的发展，依赖于我们与当事人的合作，在这里，当事人指的是每一位来找咨询师接受治疗的人，而合作也必须是真诚的（而不是虚假的）。这么做为共同商议的价值带来更多的投资，来访者和我们一起呈现、写作和研究就成为通常做法。除此之外，更紧密的合作意味着，对于我们面对的各种局内人的知识文化，我们要更主动地去赏识、探索并且提高公众对其的认识度。所谓的文

化应该涵盖文化群体中每一个不同个体的生存体验，这些个体包括
难民、变性者、为孩子焦虑的家长、被诊断为多动症或阿斯伯格综
合征的孩子、无家可归者、离家出走的少年、受药物滥用困扰的人、
伴侣冲突、饮食障碍患者、焦虑症患者，等等。

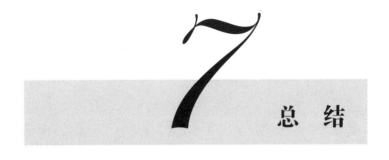

7 总 结

CHAPTER SEVEN

在后结构主义理念和叙事疗法理论的基础上，我们对传统的心理治疗提出了一些有说服力的质疑。无论心理学领域对此如何辩护，叙事疗法都将持续推进心理学融入更多后结构主义和反个人主义的理念，也将包容更多社会公正性和批判民族志的思考——在各个方面。因此，叙事疗法将不断动摇心理治疗中一些先入为主的偏见，即那种要按照"规范的"方式进行治疗、管理和研究的做法。

1991 年的一天，我乘坐着由迈克尔·怀特驾驶的飞机飞上了南澳大利亚阿德莱德市的天空。他很自豪地向我炫耀了一下他的飞行技巧，单单利用空气中暖气流的升力来控制飞机，让飞机像鸟一样利落地往上攀升，突然，他扭过头来对我说："你知道吗，斯蒂芬，我总觉得那些当事人的人生本应更加有趣，不该是他们表现出来的那样。"我想他的意思或许是，治疗师应该把当事人的生命故事看成更加有趣的，而不仅仅是那些被讲述出来的故事。当我们作为治疗师面对当事人时，我们所做的最基本的工作之一，就是表现对出当事人的欣赏，或许正是因为这一点，叙事治疗师才能帮助当事人重新想起、重新申明并重新发掘自己内在更丰富的、更丰厚的和更有内涵的替代性故事。

在迈克尔·怀特去世后，我总是记得他时刻对我的提醒，叙事疗法——首先也最重要的一点——就是表达欣赏的治疗，在与当事人的对话中，治疗师要表达出对当事人生活体验、知识、能力和技巧等的欣赏。迈克尔·怀特的叙事疗法，称得上是一次次为当事人召开的庆功会。这就是他留给叙事疗法的传统，受到朋友、治疗师和当事人的喜爱。

迈克尔·怀特也是一名坚定的、反个人主义的学者。在他看来，治疗师要想在治疗中解决当事人的问题，必须得考虑当事人丰富的生活体验，脱离了生活体验的情境和诸多关系，治疗将是荒唐的。他认为，将心理学的理论基础定于个人主义的观念之上，是把"真实存在"（reality）理解为脱离实体和缺少关系，这就无法解释人们生活体验的博大精深。

个人主义的理论在具体心理治疗的应用中，所采取的形式多样，造成的影响甚广，怀特对此深感失望。他认为，个人主义不仅仅是一种需要质疑的理论观点，它在实践中也给社会（和治疗师、当事人的生活与关系）造成了极大的负面影响。

在治疗中，当事人经常会向我们抱怨，说他们之前遇到的治疗师总是想用药物来"处理"他们的体验，在病例中所写的和所作出的诊断[1]都在错误地描述他们的体验，他们还得参与一些无聊的咨询对话，这些都没用。一些当事人对于这样的治疗关系深表悲哀，还有些人告诉我，因为心理治疗的处理方式，他们变得很痛苦。

当事人对于这些负面治疗经验的抱怨，你们肯定也不会感到惊讶。尽管有当事人的声明和抗议，但主流治疗处理模式仍然不为所动。当事人警告说，专业治疗人员正变得越来越不想听当事人的体验。这一恶化的局势和治疗人员的不闻不问，令人沮丧和不解。之

---

[1] 坦率地说，在我作为临床治疗师的这么多年间，我从来没有通过《精神疾病诊断与统计手册》进行诊断。部分原因也许是我在加拿大精神健康系统里工作，以及我在职业生涯的初期就接受了叙事治疗师的培训。

所以令人感到沮丧，是因为职业的不闻不问已无须多作说明。不解是因为，我遇到和培训过的治疗人员，他们也感到没人倾听他们的体验，即作为治疗师在治疗过程中的体验。

很多心理治疗的从业人员在言谈中或者在所写的文章中，都流露出如下的困惑，即他们不被允许使用更好的方式来帮助当事人，只能限定使用现有的模式。如今，很多心理治疗的从业人员都在抱怨说，那么辛苦得到从业资格证却在实际工作中没什么用处，他们无法完全使用真正的"助人技巧"，只好放弃这个职业。他们抱怨说，自己不得不给病人进行诊断，以赚得诊断费用（无论他们自己是否相信这一诊断的可靠性），而且迫于各种压力，他们只能为当事人提供数量有限的面谈疗程。

我经常想，无论是当事人，还是心理治疗的从业人员，他们是否都更喜欢另外一种完全不同的治疗体验（更复杂和更私人，或者更有用），那么他们就得合作，用什么样的方式来把阻碍他们的障碍物移开呢？无论对此问题的答案是什么（答案受到以下因素的影响，即你在哪里生活？你有哪些特权？你为谁工作？），我肯定，大家都能找到这个答案。

对于那些接受培训的心理治疗的从业人员，我告诉他们救兵不会自己来。改变得靠自己（与当事人和同事一起），用自己的行动让改变发生。一旦关起办公室的门，他们就可以自由地工作，开展各种美妙的、充满热情的、让各种人员都能广泛参与的治疗讨论（因为机构不能把治疗中的帮助关系全部去除）。

所以尽管咨询桌两边的人感到难过和厌倦，尽管主流心理学的帮助方案变成问题，这都没有关系。一个人可以多学习和多阅读，彼此之间形成支持的集体，与其他治疗师和局内人一起找到新的、有帮助效果的实践方式。

作为改变的第一步，治疗师要做的重要一点就是，把当事人的局内人知识看作新奇的知识，而不是抱怨或者将其看成有问题的，也不是一种对"治疗抗拒"的形式。为了能鼓励他们说出这些知识，治疗师要用更开放的聆听来开启与患者之间的对话，理解当事人所说的问题、文化和治疗过程。一旦我们的专业人员开始聆听前来咨询的当事人，少一些专业自我和腐朽的理论，我想我们就可以以不同的方式来看待自己，也能发现我们可以在咨询中做什么。这样，希望和可能性就会出现在我们的工作中，能让我们成长，更伸缩自如。

最后，我想问大家，是什么让我们都投入到这项助人的职业中，把治疗工作视为自己的事业？答案或许是我们把自己的工作看作需要付出爱的劳动。这能帮助我们认识到，能有机会从事这一工作，我们是多么幸福和荣幸。如果帮助别人是我们的人生事业，我们是否可以找到一种能更尊重对方的方式，以此来更好地帮助我们服务的当事人（以及我们自己）呢？我期待这些新的治疗方式和责任感能够使我们更好地帮助别人，引领我们进入更好的前景。

附录 1　关键术语表

替代故事（Alternative Stories）　　　　治疗师在咨询中，经常要处理当事人讲述的各种武断的结论和问题的故事。叙事治疗师对寻求替代故事的对话更感兴趣，当事人在治疗中逐渐发现真实的生活体验的故事。叙事治疗师会展开持续的对话，来支持当事人喜欢的故事和喜欢的身份认同，以帮助当事人从他们所面对的问题的影响中解放出来。

反个人主义（Anti-Individualism）　　　　现代心理学建立在个人主义的基础上；而叙事疗法是反个人主义的。当代哲学的主流是反个人主义，一个人的思想、意义和表达等都是文化情境下的关联反应，并不是某种"存在于个人头脑中的"先验的事物。一个人的话语和想法都有特定的内容，指代世上特定的事物、状态或者事件，不仅由个人的头脑状态所决定，也由他或她与语言社群、主流规范、物理环境的关系所决定。

档案（Achive）　　　　福柯在《知识考古学》一书中所提出的术语，指的是由特定历史时期和文化所遗留下来的物质印迹的集合。

身体（Body）　　　　叙事疗法特别关心政治权力和身体之间的关系，是分析各种历史的方法，训练身体成为社会的产物。身体这一因素被管控，和人群的经济及社会管理的策略有关。温哥华反贪食症 / 厌食症联盟接纳了这一关于身体的哲学观点。

批判民族志（Critical Ethnography）　　　　批判民族志提供一个视角，研究者借此可以提出问题。批判民族志让研究者从意识形态中解放出来，使听闻来的报道减色不少。批判民族志认同文化有着复杂的理论取向——文化在不同规模的团体中，无论在教育机构、学生社团、教室等——都被看作是多样化的、充满争议的、协商的，并不断演化的，而非统一的、有凝聚力的、独特的、固定的、静态的。与文化相对论视文化虽不同但平等的观点相反，批判民族志明确地假设不同文化在权力关系中处于不平等的位置。批判民族志与批判理论相关联。

话语族群（Communities of Discourse）　　话语族群可以被定义为共享相似思想和观念的一群人。比如滚石乐队的粉丝群就可能构成一个话语族群。在粉丝群中，特定的态度是不能被接受的，会被排斥在社群之外。比如，有人对《红糖》这首歌不像粉丝群里其他成员那么佩服，会立刻"被除名"。意识形态定义了哪些话题可以被讨论。

文化霸权（Cultural Hegemony）　　文化霸权是哲学和社会学概念，由马克思主义哲学家安东尼奥·葛兰西（Antonio Gramsci）提出，文化不同的社会由一个社会阶层所控制和主导。文化霸权是一个社会群体对其他群体的控制，比如，统治阶级对其他各个阶级的控制。这一理论认为，统治阶级的观念被视为标准和普世的意识形态，能给所有人带来福祉，尽管这些观念只会让统治阶级受益。

去中心的治疗姿态（Decentered Therapeutic Posture）　　叙事疗法中的去中心并不是指治疗师对于前来寻求咨询的当事人的参与程度（情绪或其他方面）降低了，而是指治疗师优先考虑当事人的故事、知识与技巧。在治疗中，当事人有"主要的作者权"，他们生活历史中产生的知识和技巧应得到最优先的考虑。

解构（Deconstruction）　　解构，是法国哲学家德里达引入的一种方法。可以用在治疗中，也可以用于哲学、文学分析等各领域。一般而言，解构旨在说明，任何文本（故事）都不能只是被解读成单一作者在传达一个明显的讯息，而应该被解读为在某个文化或世界观中各种冲突的体现；因此，任何文本都有不止一种解读方式；文本本身与解释之间有着"千丝万缕"的联系；解释的不相容性是无法简化的；读者对本文的解读总是未完成的、不确定的。保罗·利科（Paul Ricoeur）是德里达哲学的重要支持者和解读者。他将解构定义在文本或传统的答案中去寻找问题。

定义式仪式（Definitional Ceremon） 定义式仪式这一隐喻，将治疗的舞台看成是一个结构性的文本，即对当事人人生、身份认同和关系进行丰富描述的文本。怀特所使用的定义式仪式这一隐喻，来自文化人类学家梅厄霍夫的著作（Barbara Myerhoff，1982，1986）。

规训（Discipline） 规训是一个权力机制，将个体作为"社会身体"（social body）进行行为调节。通过管理空间（比如建筑）、时间（比如时间表）以及人们的互动与行为（比如操练、姿势和行动）来完成。通过复杂的监视系统得以强化。福柯强调权力不是规训，相反，规训仅仅是权力实施的一种方式。

话语（Discourse） 本书使用的话语一词，意指什么被允许说出来以及由谁来说，又有怎样的权威性。但事实上，这一术语存在多种定义。社会学家和哲学家倾向于用这一术语来描述在某个共享特定观念的社会群体中所流行的对话以及对话背后蕴含的意义。这也是哲学家福柯所给出的定义，他认为话语是特定的话语族群所普遍接受的观念。

话语实践（Discursive Practice） 话语实践是文化创造社会和心理实在的方式。这一术语指的是，在历史和文化中所形成的一套特定规则，而这些规则用来管理和产生出不同形式的知识。话语实践不是外在决定强加于人们的思想之上，而是一种类似语法的规则，在这种规则之下，只允许产生特定的陈述（statements）。

经验（Experience） 经验可以被定义一种相互关系，即知识、各类规范与在特定文化、特定时间里的主体形式之间的关系。

外化（Externalizing） 怀特与艾斯普顿发现，当治疗师和当事人能够用更相关的方式来谈论问题的时候，把（事件、活动等）与有关背景情况一并考虑，治疗的进程会加速。叙事疗法使用外化问题的方法，带来重新描述的可能性，给当事人机会重新定位自己和问题的关系。描述问题的身份认同被看作与当事人的身份认同分开。在这个过程中，问题变成了一个权力 / 知识文本里的分离的相关实体，因此，在当事人或关系之外的被归结为问题。那些问题被认为是"内在的"，那些相对固定的品质也归因于当事人和关系，产生较少的固定和较少的限制性。问题的外化使当事人得以同主流故事分离，而主流故事一直在塑造着他们的生活和关系。外化不是叙事疗法的"必要条件"，但是代表了叙事疗法众多实践方法的一种。

谱系学（Genealogy）　福柯所提出的谱系学的概念，是指主体位置的历史（the history of position of the subject），即在历史中追溯人和社会的发展（在叙事疗法中，就是问题、理论和概念）。

异性恋（Heteronormativity）　这是一组生活方式的规范准则，它认为人归属于不同且互补的两种性别，并因此在生活中承担着各自的自然角色。同时，这些准则也认为，异性恋是正确的性取向，并指出性和婚姻关系最（或唯一）适用于一个男人和一个女人之间的结合。因此，"异性恋"的观点，是提倡生物性别、性别认同和性别角色，即现在所谓的性别二元的准则。

意识形态（Ideology）　意识形态是研究各种观念思想的学科或科学。但是，一般而言，意识形态指的是人们思考世界的方式，以及他们对该如何生活这一问题所持有的理想观念。比如，在美国政治中，意识形态可被区分成民主与共和，倾向于某种意识形态的人就会投票相应的政党。通常，一个文化其实都包含着多种政治性的意识形态，只不过有些意识形态还不够流行而已。很多美国人无法超越民主和共和这两种竞争性的意识形态，看不到文化中存在的其他政治意识形态。比如，自由党、绿党成员或者和平自由党派的意识形态推崇者很少得到选民的投票，因为大部分的投票人只会考虑民主党和共和党的候选人。

不确定性（Indeterminacy）　不确定性是虚拟语气，因为这是尚未确定的、尚未得出结论的或尚未知晓的。它是可能是、或许是、也许是，甚至应该是。有关社会生活的本质，应该被认为是一种理论性的不确定。心理学家布鲁纳（1986）也讨论过不确定性和虚拟语气的关系。

制度（Institutions）　福柯认为制度是冻结特定权力关系的一种方式，从而保证一部分人受益。

知识实践（Knowledge Practice）　在一定的文化话语中，被视作"真理"的知识实践，为个体的行为规范设定标准，而个体围绕这一标准来塑造他或她自己的生活。

行动蓝图（Landscape of Action） 行动蓝图的问题关注事件，即当事人讲述的发生在他们生命中的事件，也关注通过时间将这些事件连接起来，形成情节线。这些问题通过事件、环境、顺序、时间和情节得以组织。

自我认同蓝图（Landscape of Identity） 自我认同蓝图的问题（在某种程度上）是关于当事人对于行动、顺序和描述的主题得出怎样的结论，以回应行动蓝图的问题。自我认同蓝图问题也提出相关的范畴来讨论文化认同、有意的理解、学习和实现。

非本质主义（Noneessentialism） 非本质主义的概念因为福柯（1984a）的《性经验史》（*History of Sexuality*）一书得以被传播开来。在这本书里福柯认为，即使性别、性取向也是人为形成的。我们概念中对性别或性的认识是本质主义的，这是有缺陷的。例如，他提出论据，事实上同性恋的整个等级制度也是文化规范和不同社会集团相互影响在近代才建构起来的概念，比如，它并不比美丽的标准有更多的本质特性。

标准和病理学标准化（Normal and the Pathlogical Norrmalization） 与其说当代社会是建立于符合法律准则的法律观念之上，不如说是建立在规范的医学观念之上。因此，罪犯需要"治好"病，而非因违法行为被惩处。在我们的法律和医疗机构中，依据法律和依据医学观念的两个系统间有一种无法解决的紧张关系。

表演（Performance） 关于仪式过程中所涉及的表演，特纳（Turner，1980）认为，表演的字面意思是完全、彻底地交出。为了表演，就要拿出一些东西，完善一些东西，或者实施一个演出、顺序或者项目。但在实施过程中，表演者也许会获得一些演出中产生的新东西。表演改变了自身。

后现代主义（Postmodernism） 在批判理论和哲学中，后现代主义被视为对哲学古典基础的一种反对思潮。早期哲学家和理论学者都致力于探寻一种普遍的理论体系，而后现代主义者则关注为何哲学要找寻所谓的真理，关注这一找寻的过程本身。对大多数后现代主义学者而言，是话语建构起了我们所认为的"普遍性"。

后结构主义（Poststructuralism）　　　后结构主义是针对结构主义的认知前提发展而来的，而结构主义自身的分析系统，在某种程度上是本质主义。后结构主义者认为，事实上，即使在结构下进行检查，偏见仍然会出现，因为必然受到检查者的条件所限制。后结构主义的根本出发点，是否认文化产品有任何本质的形式，因为就其形成的本质而言，所有的文化产品都是人工的。

权力 / 知识（Power/Knowledge）　　　叙事疗法最重要的理论特点是，认为权力的各种机制产生了不同的知识，将人们的活动和存在的信息进行整理。以这种方式获取的知识进一步强化了权力的运用。心理咨询师使用《精神疾病诊断与统计手册》并建立病人档案，都是一种社会控制技术的体现。福柯在其著作中不断地警告世人，我们所认为的知识，不过是由权威机构所持续经营的权力概念，而这些概念会改变我们对自身以及世界的理解。

权力（Power）　　　权力不是一种东西，而是一种关系，权力不仅是压制性的，也可以是生产性的，权力不仅是国家的财产，权力也不仅属于政府和国家，相反权力通过社会整体进行实施。权力操作发生在社会关系的每个微观层面。权力在社会整体的各个层面无处不在。

重写对话（Re-authoring Conversations）　　　重写对话促使当事人重新去理解如下问题，即生活中正在发生的事情、已经发生的事情以及事情是如何发生的，这些又意味着什么。通过这一方式，对话鼓励戏剧性地重新参与生活和历史，为人们提供选择，让他们的生活和关系有充分的栖息之地。问题被引入以鼓励当事人产生新的行动提议，思考环境中有哪些因素有利于这些行动提议，预测这些提议的后果。

重新入会对话（Re-membering Conversations）　　　重新入会对话不是关于被动的回想，而是关于有目的地和个人过去经历中的重要人物对话，也和现在生活中重要或潜在的重要的自我认同对话。这些人物和自我认同并非为了被确认在个人生活中占有重要地位才不得不被马上了解。

重述（Re-storying）　　　在治疗中使用重述，能够创造出改变得以发生的可能性。因此，关于当事人过去、现在或者将来的全部叙事都被改写，当事人的故事以不同的方式被重新设定、重新收集和重新想起。

自我（Self） 对于自我的理解，后结构主义流派的学者之间也彼此不同。但他们基本都认同的一点是，自我是由话语所建构的。叙事疗法对于自我的理解，远远超越了那些流行的、一般性的解释（比如，流行的、个体化的人格分类），也不同于心理学界对于人是什么的一般解释与归类。

社会建构主义（Social Constructionism） 社会建构主义最大的关注点就是，力图揭示个体和群体是如何参与并创造出他们的社会实在的。社会现象是如何产生的，是如何体制化并成为人类传统的。实在，是由社会话语建构起来的，而这一建构过程具备持续的、动力的特点，实在是通过人们的解释和已有的知识进行生产的。

故事（Story） 故事决定着我们赋予体验以何种意义。有了故事，人们就能够按照时间的顺序（过去 / 现在 / 将来）把自己的体验连接起来。故事是构建人类经验最好的一种方法机制，能捕捉住被体验的时间（lived time）或者说是充分代表着被体验的时间。正是通过故事，我们才意识到生活发生的改变。正是通过故事，我们才把发生在最近时间里的生活事件加以展开，这些都很重要，有了这些，我们才能获得对于"未来"的理解，毕竟未来不同于现在。故事建构起开始和结束，故事把开始和结束施加于体验流（flow of experience）。我们又在鲜活的体验与意义中去完成故事。

结构主义（Structuralism） 结构主义力图找到所有文化产物中所蕴含的基础结构，通过分析创造出的各个部分，以求更好地理解这个创造本身。结构主义的基本前提是，任何文化意义都是透过结构表达出来的，正是这一结构构成了事物的实在。大量的心理学实践都建基于结构主义之上。

主体（Subject） 主体是自我意识的实体，能够选择如何行动。福柯一直反对19 世纪和现象学的观点，即认为主体不是普世的和非时间性的。在 19 世纪的哲学中，这种普世的和非时间性的主体成了中心，制造出世界的意义，成为所有思想和行动的基础。在福柯和 20 世纪 60 年代的其他思想者看来，这一主体概念所存在的问题，是维持一种现状，把人的身份认同视为固定不变的。

文本类比（Text Analogy）　　文本类比的观点认为，在人们生活经验的基础上所产生的故事，是意义的来源。正是人们讲述的故事决定了生活的意义。

整体化技术（Totalization Techniques）　　整体化技术是由文化所产生的、关于人格明确化的观念。

独特结果（Unique Outcome）　　独特结果为重写（re-authoring）对话提供了起点。独特结果也可以作为进入替代故事支线的进入点，在这些对话的开始，替代故事的线索能够被看到，但仍然比较单薄，彼此之间还有断裂，没有被明确。随着对话的展开，治疗师通过提问来创设脚手架，鼓励当事人填补这些断裂处。通过讲出重述的故事，关于自己的生活体验，当事人能够识别之前被忽视但却重要的方面，而这些都是无法从占主导的问题叙事中推演出来的。

普遍范畴（Universal Categories）　　叙事疗法一贯的立场是，极力反对普遍范畴和本质论的观点，反对不顾及时间和地点因素，认为有某种不会改变的"事物"，比如精神状态、疯癫、性别、犯罪行为，等等。这些事物之所以真实（且变化地）存在，都是特定历史活动影响的结果和反映。

温哥华叙事疗法学校（Vancouver School for Narrative Therapy）　　由斯蒂芬·麦迪根创立于 1992 年，是北半球第一个叙事疗法的培训学校。学校为学员提供叙事疗法相关的培训课程，并颁发资格证书。（http://www.therapeuticconversations.com）

附录 2　本书部分词语英汉对照表

function of 功能

hierarchy of 体系

Knowledge practice 知识实践

Laing，R.D. 莱恩

Landscape of action 行动蓝图

Landscape of identity 身份认同蓝图

Landscape of the mind 心智蓝图

Language 语言

  discourse vs. 话语对

  and eating disorders 饮食障碍

  habits with 习惯和

  mental health 心智健康

Law，Ian 伊恩·劳

Leagues 联盟

Letter writing 写治疗信

  case studies 个案研究

  contributors to 贡献者

  structure for 结构

Life mapping influence of problem on 找出问题的影响

  Multistoried version of 多重故事版本

  Living a More Peopled Life（Jane Speedy） 《拥有更人性的生活》（简·斯比得）

Local Knowledges 地方性知识

Logic 逻辑

MacFarland，Devon 德文·麦克法兰

Madigan，Stephen 斯蒂芬·麦迪根

Madsen，Bill 比尔·马德森

Major Depressive disorder 重度抑郁症

参考文献

Akinyela, M.(2005, May).*Oral cultures and the use of metaphors in the therapeutic conversations*. Keynote speech at the Therapeutic Conversations Conference, Vancouver, British Columbia, Canada.

Andersen, T.(1987). The reflecting team: Dialogue and meta-dialogue in clinical work. *Family Process,26*,415-428.doi: 10.1111/j.1545-5300.1987.00415.x

Anderson, W.(1990). *Reality isn't what it used to be*.San Francisco, CA: Harper & Row.

Armstrong, T.(1989). *Michel Foucault, philosopher*. New York, NY: Routledge.

Augusta-Scott, T.(2007).Conversations with men about women's violence: Ending men's violence by challenging gender essentialism. In T. Augusta-Scott & C.Brown(Eds.), *Narrative therapy: Making meaning,making lives* (pp.197-210). New York, NY: Sage.

Bakhtin, M.M.(1981). *The dialogic imagination*.Austin, TX: University of Texas Press.

Bakhtin, M.M.(1986). *Speech genres and other late essays* (V.McGee, Trans.). Austin, TX: University of Texas Press.

Bateson, G.(1972). *Steps to an ecology of mind: Collected essays in anthropology,psychiatry,evolution, and epistemology*. Chicago, IL: University of Chicago Press.

Bateson, G.(1979). *Mind and nature: A necessary unity*. New York, NY: Dutton.

Besa, D.(1994). Evaluating narrative family therapy using single-system research designs. *Research on Social Work Practice, 4*, 309-325.

Billig, M.(1990). Collective memory, ideology and the British Royal Family. In D. Middleton & D. Edwards (Eds.), *Collective remembering*(pp.13–31).London, England: Sage.

Bird, J. (2000). *Talk hearts narrative.* Auckland, New Zealand: Edge Press.

Bird, J. (2004). *Talk the sings.* Auckland, New Zealand: Edge Press.

Borden, A. (2007). Every conversation is an opportunity: Negotiating identity in group settings. *The International Journal of Narrative Therapy and Community Work, 4*, 38–53.

Bordo, S. (1989). The body and the reproduction of femininity: A feminist appropriation of Foucault. In A. M. Jaggar & S. R. Bordo (Eds.), *Feminist reconstructions of being and knowing* (pp.13–33). New Brunswick, NJ: Rutgers University Press.

Bordo, S. (1993). *Unbearable weight.* Berkeley: University of California Press.

Breggin, P. (1994). *Toxic psychiatry: Why therapy, empathy, and love must replace the drugs, electroshock, and biochemical theories of the new psychiatry.* New York, NY: St. Martin's Press.

Breggin, P., & Breggin, G. R. (1994). *Talking back to Prozac: What doctors won't tell you about today's most controversial drug.* New York, NY: St. Martin's Press.

Breggin, P., & Breggin, G. R. (1997). *War against children of color: Psychiatry targets inner–city youth.* Monroe, ME: Common Courage Press.

Bruner, E. M. (1986). Ethnography as narrative. In V. W. Turner & E. M. Bruner (Eds.), *The anthropology of experience* (pp. 139–157). Chicago: University of Illinois Press.

Bruner, J. (1986). *Actual minds, possible worlds.* Cambridge, MA: Harvard University Press.

Bruner, J. (1990). *Acts of meaning.* Cambridge, MA: Harvard University Press.

Bruner, J. (1991). The narrative construction of reality. *Critical Inquiry, 18*, 1–21.

Bruyn, S. (1990). *The human perspective: The methodology of participant observation.* Englewood Cliff, NJ: Prentice Hall.

Butler, J. (1997). *Excitable speech: A politics of the performance.* New York, NY: Routledge.

Caplan, P. J. (1984). The myth of women's masochism. *American Psychologist, 39*, 130–139. doi: 10.1037/0003–066X.39.2.130.

Caplan, P. J. (1991). Delusional dominating personality disorder (PDPD). *Feminism & Psychology, 1*, 171–174. doi:10.1177/0959353591011020.

Caplan, P. J. (1994). *You're smarter than they make you feel: How the experts intimidate us and what we can do about it.* New York, NY: Free Press.

Caplan, P. J. (1995). *They say you're crazy: How the world's most powerful psychiatrists decide who's normal.* Reading, MA: Addison Wesley.

Caplan, P. J., & Cosgrove, L. (Eds.). (2004). *Bias in psychiatric diagnosis.* New York, NY: Jason Aronson.

Carlson, J., & Kjos, D. (1999). *Narrative therapy with Stephen Madigan* [Family Therapy with the Expert Series Videotape]. Boston, MA: Allyn and Bacon.

Clark, K., & Holquist, M. (1984). *Mikhail Bakhtin.* Cambridge, MA: Harvard University Press.

Crapanzano, V. (1990). On self characterization. In S. Stigler, R.A. Shweder, & G. S. Herdt (Eds.), *Cutural psychology: Essays on comparative human development* (pp. 401–425). Cambridge, England: Cambridge University Press.

Crowe, M. (2000). Constructing normality: A discourse analysis of the *DSM–IV. Journal of Psychiatric and Mental Health Nursing, 7,* 69–77. doi: 10.1046/j. 1365–2850.2000.00261.x

Daniels, H., Cole, M., & Wertsch, J. (Eds.). (2007). *The Cambridge companion to Vygotsky.* New York, NY: Cambridge University Press.

Davies, B., & Harre, R. (1990). Positioning: Conversation and the production of selves. *Journal for the Theory of Social Behaviour, 20,* 43–63. doi: 10.1111/j. 1468–5914.1990.tb00174.x

Denborough, D. (2008). *Collective narrative practice: Responding to individuals, groups, and communities who have experienced trauma.* Adelaide, South Australia: Dulwich Centre Publications.

Denborough, D., Koolmatrie, C., Mununggirritj, D., Marika, D., Dhurrkay, W.,& Yunupingu, M. (2006). Linking stories and initiatives: A narrative approach to working with the skills and knowledge of communities. *The International Journal of Narrative Therapy and Community Work, 2,* 19–51.

Derrida, J. (1991). *A Derrida reader: Between the blinds* (P. Kamuf, Ed.). New York, NY: Columbia University Press.

Diamond, I., & Quinby, L. (1988). *Feminism and Foucault: Reflections on resistance.* Boston, MA: Northeastern University Press.

Dickerson, V. C. (2004). Young women struggling for an identity. *Family Process, 43,* 337–348. doi:10.1111/j.1545–5300.2004.00026.x

Dickerson, V. C. (2009). Remembering the future: Situating oneself in a constantly evolving field. *Journal of Systemic Therapies, 26,* 23–37.

Dickerson, V. C. (in press). Allies against self–doubt. *Journal of Brief Therapy*.

Dickerson, V. C., & Zimmerman, J. (1992). Families and adolescents: Escaping problem lifestyles. *Family Process, 31*,341–353. doi:10.1111/j.1545–5300.1992. 00341.x

Dickerson, V. C., & Zimmerman, J. (1996). *If problems talked: Narrative therapy in action*. New York, NY: Guilford Press.

Dreyfus, H., & Rabinow, P. (1983). *Michel Foucault: Beyond structuralism and hermeneutics* (2nd ed.). Chicago, IL: University of Chicago Press.

Eagleton, T. (1991). *An introduction to ideology*. New York, NY: Verso.

Epston, D. (1986). Nightwatching: An approach to night fears. *Dulwich Centre Review*, 28–39.

Epston, D. (1988). *Collected papers*. Adelaide, South Australia: Dulwich Centre Publications.

Epston, D. (1994). The problem with originality. *Dulwich Centre Newsletter, 4*.

Epston, D. (1998). *Catching up with David Epston: A collection of narrative practice–based papers, 1991–1996*. Adelaide, South Australia: Dulwich Centre Publications.

Epston, D. (2009). *Catching up with David Epston: Down under and up over*. Warrington, England: AFT.

Epston, D., & Roth, S. (1995). In S. Friedman (Ed.), *The reflecting team in action: Collaborative practice in family therapy* (pp. 39–46). New York, NY: Guilford Press.

Epston, D., & White, M. (1990). Consulting your consultants: The documentation of alternative knowledges. *Dulwich Centre Newsletter, 4*, 25–35.

Epston, D., & White, M. (1992). *Experience, contradiction, narrative and imagination: Selected papers of David Epston and Michael White, 1989–1991*. Adelaide, South Australia: Dulwich Centre Publications.

Espin, O. M. (1995). On knowing you are the unknown: Women of color constructing psychology. In J. Adleman & G. Enguidanos (Eds.), *Racism in the lives of women: Testimony, theory, and guides to antiracist practice* (pp. 127–136). New York, NY: Haworth Press.

Fish, S. (1980). *Is there a text in this class? The authority of interpretive communities*. Cambridge, MA: Harvard University Press.

Foucault, M. (1965). *Madness and civilization: A history of insanity in the age of reason*. New York, NY: Random House.

Foucault, M. (1972). *The archaeology of knowledge and the discourse on language* (A. M. Sheridan Smith, Trans.). New York, NY: Pantheon.

Foucault, M. (1973). *The birth of the clinic: An archeology of medical perception.* London, England: Tavistock.

Foucault, M. (1977). Nietzsche, genealogy, history. In D. F. Bouchard (Ed.), *Language counter–memory, practice: Selected essays and interviews* (pp. 139–164). Ithaca, NY: Cornell University Press.

Foucault, M. (1979). *Discipline and punish*: *The birth of the prison.* Middlesex, England: Peregrine Books.

Foucault, M. (1980). *Power/knowledge: Selected interviews and writings.* New York, NY: Pantheon Books.

Foucault, M. (1983). The subject and power. In H. Dreyfus & P. Rabinow (Eds.), *Michel Foucault: Beyond structuralism and hermeneutics* (2nd ed., pp. 208–228). Chicago, IL: University of Chicago Press.

Foucault, M. (1984a). *The history of sexuality.* Middlesex, England: Peregrine Books.

Foucault, M. (1984b). Space, knowledge and power. In P. Rabinow (Ed.), *The Foucault reader* (pp. 239–256). New York, NY: Pantheon Books.

Foucault, M. (1989). *Foucault live: Collected interviews, 1961–1984* (S. Lotringer, Ed.). New York, NY: Semiotext(e).

Foucault, M. (1994a). The ethics of the concern for self as a practice of freedom. In P. Rabinow (Ed.), *Ethics: Subjectivity and truth: Vol. 1. Essential works of Foucault 1954–1984* (pp. 281–302). London, England: Penguin Press.

Foucault, M. (1994b). On the genealogy of ethics: An overview of work in   progress. In P. Rabinow (Ed.), *Ethics: Subjectivity and truth: Vol. 1. Essential works of Foucault 1954–1984* (pp. 253–280). London, England: Penguin   Press.

Foucault, M. (1997). *The politics of truth* (S. Lotringer, Ed.). New York, NY: Semiotext(e).

Freedman, J., & Combs, G. (1996). *Narrative therapy: The social construction of preferred realities.* New York, NY: Norton.

Freedman, J., & Combs, G. (2002). *Narrative therapy with couples—and a whole lot more.* Adelaide, South Australia: Dulwich Centre Publications.

Freeman, J., Epston, D., & Lobivits, D. (1997). *Playful approaches to serious problems.* New York, NY: Norton.

Geertz, C. (1973). *The interpretation of cultures.* New York, NY: Basic Books.

Geertz, C. (1976). From nature's point of view: On the nature of anthropological understanding. In K. H. Basso & H. A. Selby (Eds.), *Meaning in anthropology* (pp. 89–95). Albuquerque: University of New Mexico Press.

Geertz, C. (1983). *Local knowledge: Further essays in interpretive anthropology.* New York, NY: Basic Books.

Geertz, C. (1988). *Works and lives: The anthropologist as author.* Stanford, CA: Stanford University Press.

Gergen, K. (1989). Warranting voice and the elaboration of self. In J. Shotter & K. Gergen (Eds.), *Texts of identity* (pp. 56–68). London, England: Sage.

Gergen, K. (1991). *The saturated self : Dilemmas of identity in contemporary life.* New York, NY: Basic Books.

Gergen, K. (2009). *Relational being: Beyond self and community.* Oxford, England: Oxford University Press.

Gergen, M. M., & Gergen, K. J. (1984). The social construction of narrative accounts. In K. J. Gergen & M. M. Gergen (Eds.), *Historical social psychology* (pp. 102–107). Hillsdale, NY: Erlbaum.

Goffman, E. (1961). *Asylums: Essays in the social situation of mental patients and other inmates.* New York, NY: Doubleday.

Goldstein, J. (1981). *Michel Foucault: Remarks on Marx.* New York, NY: Semiotext(e).

Gollan, S., & White, M. (1995, March). *The Aboriginal project.* Paper presented at the Family Networker conference, Washington, DC.

Gremillion, H. (2003). *Feeding anorexia: Gender and power at a treatment center.* Durham, NC: Duke University Press.

Grieves, L. (1998). From beginning to start: The Vancouver Anti–Anorexia/Anti–Bulimia League. In S. Madigan & I. Law (Eds.), *PRAXIS: Situating discourse, feminism and politics in narrative therapies* (pp. 195–206). Vancouver, British Columbia, Canada: Yaletown Family Therapy Press.

Gutting, G. (Ed.). (1994). *The Cambridge companion to Foucault.* Cambridge, England: Cambridge University Press.

Hall, R., Mclean, C., & White, C. (1994). Special edition on accountability. *Dulwich Centre Newsletter, 2,* 79.

Hardy, K. (2004, May). *Boys in the hood.* Keynote speech at the Therapeutic Conversations Conference, Vancouver, British Columbia, Canada.

Hare–Mustin, R., & Maracek, J. (1995). Feminism and postmodernism: Dilemmas and points of resistance. *Dulwich Centre Newsletter, 4,* 13–19.

Harstock, S. (1990). Foucault on power: A theory for women? In L. Nicholson (Ed.), *Feminism/postmodernism* (pp. 157–175). New York, NY: Routledge.

Hedtke, L., & Winslade, J. (2004/2005). The use of the subjunctive in remembering conversations with those who are grieving. *OMEGA, 50,* 197–215.

Hoagwood, K. (1993). Poststructuralist histoticism and the psychological construction of anxiety disorders. *The Journal of Psychology, 127,* 105–122.

Horkheimer, M., & Adorno, T. (1972). *Dialectic of enlightenment* (J. Cumming, Trans.). New York, NY: Herder & Herder.

Huyssen, A. (1990). Mapping the postmodern. In L. Nicholson (Ed.), *Feminism/ postmodernism* (pp. 234–279). New York, NY: Routledge.

Jameson, F. (1991). *Postmodernism or the cultural logic of late capitalism.* Durham, NC: Duke University Press.

Jenkins, A. (1990). *Invitations to responsibility: The therapeutic engagement with men who are violent and abusive.* Adelaide, South Australia: Dulwich Centre Publications.

Jenkins, A. (2009). *Becoming ethical: A parallel political journey with men who have abused.* Dorset, England: Russell House.

Justice, B., & Justice, R. (1979). Incest in a family/group survivial pattern. *Archives of General Psychiatry, 14,* 31–40.

Kamsler, A. (1990). *Her–story in the making: Therapy with women who were sexually abused in childhood.* Adelaide, South Australia: Dulwich Centre Publications.

Kearney, R., & Rainwater, M. (1996). *The continental philosophy reader.* New York, NY: Routledge.

Keeney, B. (1983). *Aesthetics of change.* New York, NY: Guilford Press.

Law, I., & Madigan, S. (Eds.). (1994). Power and politics in practice [Special issue]. *Dulwich Centre Newsletter, 1.*

Liapunov, V., & Holquist, M. (1993). *M. M. Bakhtin: Toward a philosophy of the act.* Austin, TX: University of Texas Press.

Madigan, S. (1991a). Discursive restraints in therapist practice: Situating therapist questions in the presence of the family—a new model for supervision (Cheryl White, Ed.). *International Journal of Narrative Therapy and Community Work, 3,* 13–21.

Madigan, S. (1991b). A public place for schizophrenia: An interview with C. Christian Beels. *International Journal of Narrative Therapy and Community Work, 2,* 9–11.

Madigan, S. (1992). The application of Michel Foucault's philosophy in the problem externalizing discourse of Michael White [Additional commentary by Deborah Anne Luepnitz, rejoinder by S. Madigan]. *Journal of Family Therapy,*

14, 265–279.

Madigan, S. (1993a). Questions about questions: Situating the therapist's curiosity in front of the family. In S. Gilligan & R. Price (Eds.), *Therapeutic conversations* (pp. 219–230). New York, NY: Norton.

Madigan, S. (1993b). Rituals about rituals: A commentary on "Therapeutic rituals: Passages into new identities" by S. Gilligan. In S. Gilligan & R. Price (Eds.), *Therapeutic conversations* (253–257). New York, NY: Norton.

Madigan, S. (1994). The discourse unnoticed: Story–telling rights and the deconstruction of longstanding problems. *Journal of Child and Youth Care, 9*, 79–86.

Madigan, S. (1996). The politics of identity: Considering the socio–political and cultural context in the externalizing of internalized problem conversations [Special edition on narrative ideas]. *Journal of Systemic Therapies, 15*, 47–63.

Madigan, S. (1997). Re–considering memory: Re–remembering lost identities back toward re–membered selves. In C. Smith & D. Nylund (Eds.), *Narrative therapies with children and adolescents* (pp. 338–355). New York, NY: Guilford Press.

Madigan, S. (1999). Destabilizing chronic identities of depression and retirement. In I. Parker (Ed.), *Deconstructing psychotherapy* (pp. 56–67). London, England: Sage.

Madigan, S. (2003). Injurious speech: Counter–viewing eight conversational habits of highly effective problems. *International Journal of Narrative Therapy and Community Work, 2*, 12–19.

Madigan, S. (2004). Re–writing Tom: Undermining descriptions of chronicity through therapeutic letter writing campaigns. In J. Carlson (Ed.), *My finest hour: Family therapy with the experts* (pp. 65–74). Boston, MA: Allyn and Bacon.

Madigan, S. (2007). Watchers of the watched—self–surveillance in everyday life. In C. Brown & T. Augusta–Scott (Eds.), *Postmodernism and narrative therapy* (pp. 67–78). New York, NY: Sage.

Madigan, S. (2008). Anticipating hope within conversational domains of despair. In I. McCarthy & J. Sheehan (Eds.), *Hope and despair* (pp. 104–112). London, England: Bruner Mazel.

Madigan, S. (2009). Therapy as community connections. In J. Kottler & J. Carlson (Eds.), *Creative breakthroughs in therapy: Tales of transformation and astonishment* (pp. 65–80). New York, NY: Wiley.

Madigan S., & Epston, D. (1995). From "spy–chiatric gaze" to communities of concern: From professional monologue to dialogue. In S. Friedman (Ed.), *The reflecting team in action: Collaborative practice in family therapy* (pp.257–276). New York, NY: Guilford Press.

Madigan, S., & Goldner, E. (1998). A narrative approach to anorexia: Reflexivity, discourse and questions. In M. Hoyt (Ed.), *The handbook of constructive therapies* (pp. 96–107). San Francisco, CA: Jossey–Bass.

Madigan, S., & Law, I. (1992). Discourse not language: The shift from a modernist view of language to the post–modern analysis of discourse in family therapy (Cheryl White, Ed.). *International Journal of Narrative Therapy and Community Work, 1.*

Madigan, S., & Law, I. (Eds.). (1998). *PRAXIS: Situating discourse, feminism and politics in narrative therapies.* Vancouver, British Columbia, Canada: Yaletown Family Therapy Press.

Madison, D. (2005). *Critical ethnography.* New York, NY: Sage.

Madsen, W. (2007). *Collaborative therapy with multi–stressed families.* New York, NY: Norton.

Maisel, R., Epston, D., & Borden, A. (2004). *Biting the hand that starves you: Inspiring resistance in anorexia/bulimia.* New York, NY: Norton.

McHoul, A., & Grace, W. (1993). *A Foucault primer: Discourse, power and the subject.* New York, NY: New York University Press.

McLeod, J. (1997). *Narrative and psychotherapy.* London, England: Sage.

McLeod, J. (2004). The significance of narrative and storytelling in postpsychological counseling and psychotherapy. In A. Lieblich, D. P. McAdams, & R. Josselson (Eds.), *Healing plots: The narrative basis for psychotherapy* (pp.11–27). Washington, DC: American Psychological Association.

Miller, J. (1993). *The passion of Michel Foucault.* New York, NY: Anchor Books.

Moules, N. (2003). Therapy on paper: Therapeutic letters and the tone of relationship. *Journal of Systemic Therapies, 22,* 33–49.

Moules, N. (2007). *Hermeneutic inquiry: Paying heed to history and Hermes. An ancestral, substantive, and methodological tale.* Unpublished manuscript.

Munro, C. (1987). White and the cybernetic therapies: News of difference. *The Australian and New Zealand Journal of Family Therapy, 8,* 183–192.

Myerhoff, B. (1982). Life history among the elderly: Performance, visibility and re–membering. In J. Ruby (Ed.), *A crack in the mirror: Reflexive perspectives in anthropology* (pp. 99–117). Philadelphia: University of Pennsylvania Press.

Myerhoff, B. (1986). "Life not death in Venice":Its second life. In V. W. Turner & E. M. Bruner (Eds.), *The anthropology of experience*(pp.73–81), Chicago:

University of Illinois Press.

Myerhoff, B. (1992). *Remembered lives: The work of ritual, storytelling, and growing older* (M. Kaminsky, Ed.). Ann Arbor: University of Michigan Press.

Nylund, D. (2000). *Treating Huckleberry Finn: A new narrative approach with kids diagnosed ADD/ADHD.* San Francisco, CA: Jossey–Bass.

Nylund, D. (2002a). Poetic means to anti–anorexic ends. *Journal of Systemic Therapies, 21*(4), 18–34. doi:10.1521/jsyt.21.4.18.23323

Nylund, D. (2002b). Understanding and coping with ADD/ADHD. In J. Bieder-man & L. Biederman (Eds.), *Parent school: Simple lessons from the leading experts on being a morn and dad* (pp. 291–296). New York, NY: M. Evans.

Nylund, D. (2003). Narrative therapy as a counter–hegemonic practice. *Men and Masculinities, 5*, 386–394. doi: 10.1177/1097184X03251086

Nylund, D. (2004a). Deconstructing masculinity through popular culture texts. *Narrative Network News, 27*, 35–39.

Nylund, D. (2004b). The mass media and masculinity: Working with men who have been violent. In S. Madigan (Ed.), *Therapeutic conversations 5: Therapy from the outside in* (pp. 177–191). Vancouver, British Columbia, Canada: Yaletown Family Therapy Press.

Nylund, D. (2004c). When in Rome: Homophobia, heterosexism, and sports talk radio. *Journal of Sport and Social Issues, 28*, 136–168. doi:10.1177/0193723504264409

Nylund, D. (2006a). Critical multiculturalism, whiteness, and social work: Towards a more radical view of cultural competence. *Journal of Progressive Human Services, 17*(2), 27–42. doi:10.1300/J059v17n02_03

Nylund, D. (2006b). Deconstructing patriarchy and masculinity with teen fathers: A narrative approach. In R. Evans, H. S. Holgate, & F. K. O. Yuen (Eds.), *Teenage pregnancy and parenthood* (pp. 157–167). New York, NY: Routledge.

Nylund, D. (2007a). *Beer, babes, and balls: Masculinity and sports talk radio.* Albany, NY: SUNY Press.

Nylund, D. (2007b). Reading Harry Potter: Popular culture, queer theory, and the fashioning of youth identity. *Journal of Systemic Therapies, 26*(2), 13–24. doi:10.1521/jsyt.2007.26.2.13

Nylund, D., & Ceske, K. (1997). Voices of political resistance: Young women's co-research in anti–depression. In C. Smith & D. Nylund (Eds.), *Narrative thera-pies with children and adolescents* (pp. 356–381). New York, NY: Guilford Press.

Nylund, D., & Corsiglia, V. (1993). Internalized other questioning with men who are violent. *Dulwich Centre Newsletter*, *2*, 29–34.

Nylund, D., & Corsiglia, V. (1994). Attention to the deficits in attention deficit disorder: Deconstructing the diagnosis and bringing forth children's special abilities. *Journal of Collaborative Therapies*, *2*(2), 7–16.

Nylund, D., & Corsiglia, V. (1996). From deficits to special abilities: Working narratively with children labeled ADHD. In M. Hoyt (Ed.), *Constructive therapies 2* (pp. 163–183). New York, NY: Guilford Press.

Nylund, D., & Hoyt, M. (1997). The joy of narrative: An exercise for learning from our internalized clients. *Journal of Systemic Therapies*, *16*, 361–366.

Nylund, D., & Thomas, J. (1997). Situating therapist's questions in the presence of the family: A qualitative inquiry. *Journal of Systemic Therapies*, *16*, 211–228.

Nylund, D., Tilsen, J., & Grieves, L. (2007). The gender binary: Theory and lived experience. *International Journal of Narrative Therapy and Community Work*, *3*, 46–53.

O'Farrell, C. (2005). *Michel Foucault*. London, England: Sage.

Parker, I. (1989). Discourse and power. In J. Shotter & K. Gergen (Eds.), *Texts of identity* (pp. 16–25). London, England: Sage.

Parker, I. (1998). *Social construction, discourse and realism*. London, England: Sage.

Parker, I. (2008). *Being human: Reflections on mental distress in society* (I. A. Morgan, Ed.). Ross-on-Wye, England: PCCS Books.

Prado, G. (1995). *Starting with Foucault: An introduction to genealogy*. Boulder, CO: Westview Press.

Reynolds, V. (2008). An ethic of resistance: Frontline worker as activist. *Women Making Waves*, *19*, 12–14.

Reynolds, V. (2010). Doing justice: A witnessing stance in therapeutic work alongside survivors of torture and political violence. In J. Raskin, S. Bridges, & R. Neimeyer (Eds.), *Studies in meaning 4: Constuctivist perspectives on theory, practice, and social justice*. New York, NY: Pace University Press.

Ricoeur, P. (1984). *Time and narrative* (Vol. 1). Chicago, IL: The University of Chicago Press.

Rorty, R. (1979). *Philosophy and the mirror of nature*. Princeton, NY: Princeton University Press.

Rose, N. (1989). Individualizing psychology. In J. Shotter & K. Gergen (Eds.), *Texts of identity* (pp. 64–72). London, England: Sage.

Rosen, S. (1987). *Hermeneutics as politics.* New York, NY: Oxford University Press.

Said, E. (2003). *Freud and the non-European.* New York, NY: Verso.

Sampson, E. (1989). The deconstruction of the self. In J. Shotter & K. Gergen (Eds.), *Texts of identity* (pp. 3–11). Newbury Park, CA: Sage.

Sampson, E. (1993). *Celebrating the other: A dialogic account of human nature.* San Francisco, CA: Westview Press.

Sanders, C. (1997). Re–authoring problem identities: Small victories with young persons captured by substance misuse. In C. Smith & D. Nylund (Eds.), *Narrative therapies with children and adolescents* (pp. 400–422). New York, NY: Guilford Press.

Sanders, C. (1998). Substance misuse dilemmas: A postmodern inquiry. In S. Madigan & I. Law (Eds.), *PRAXIS: Situating discourse, feminism, and politics in narrative therapies* (pp. 141–162). Vancouver, British Columbia, Canada: Yaletown Family Therapy Press.

Sanders, C. (2007). A poetics of resistance: Compassionate practice in substance misuse therapy. In C. Brown & T. Augusta–Scott (Eds.), *Narrative therapy: Making meaning, making lives* (pp. 59–76). Thousand Oaks, CA: Sage.

Sanders, C., & Thomson, G. (1994). Opening space: Towards dialogue and discovery. *Journal of Child and Youth Care, 9*(2), 1–11.

Seymour, F., & Epston, D. (1989). Childhood stealing. *The Australian and New Zealand Journal of Family Therapy, 10,* 137–143.

Shotter, J. (1989). Social accountability and the social construction of "you." In J. Shotter & K. Gergen (Eds.), *Texts of identity* (pp. 4–14). London, England: Sage.

Shotter, J. (1990a). *The social construction of remembering and forgetting.* In D. Middleton & D. Edwards (Eds.), *Collective remembering* (pp. 120–138). London, England: Sage.

Shotter, J. (1990b). Social individuality versus possessive individualism: The sounds of silence. In I. Parker & J. Shotter (Eds.), *Deconstructing social psychology* (pp. 153–160). London, England: Routledge.

Shotter, J., & Gergen, K. (1989). *Texts of identity.* Newbury Park, CA: Sage.

Simons, J. (1995). *Foucault and the political.* New York, NY: Routledge.

Smith, C., & Nylund, D. (Eds.). (1997). *Narrative therapies with children and adolescents.* New York, NY: Guilford Press.

Speedy, J. (2004). Living a more peopled life: Definitional ceremony as inquiry into psychotherapy "outcomes." *International Journal of Narrative Therapy and Community Work, 3,* 43–53.

Spivak, G. (1996). Diaspora old and new: Women in the transnational world. *Textual Practice, 10,* 245–269.

Szasz, T. (2001). *Pharmacracy medicine and politics in America.* Westport, CT: Praeger.

Tamasese, K., & Waldegrave, C. (1990). Social justice. *Dulwich Centre Newsletter, 1.*

Taylor, C. (1989). *Sources of the self.* Cambridge, MA: Harvard University Press.

Tilsen, J., & Nylund, D. (2008). Psychotherapy research, the recovery movement, and practice–based evidence. *The Journal of Social Work in Disability & Rehabilitation, 7,* 340–354.

Tilsen, J., & Nylund, D. (2009). Popular culture texts and young people: Making meaning, honoring resistance, and becoming Harry Potter. *International Journal of Narrative Therapy and Community Work, 1,* 16–19.

Tinker, D. E., & Ramer, J. C. (1983). Anorexia nervosa: Staff subversion of therapy. *Journal of Adolescent Health Care, 4,* 35–39. doi: 10.1016/S0197–0070(83) 80226–5

Tomm, K. (1984a). One perspective on the Milan Systemic Approach: Part I. Overview of development, theory and practice. *Journal of Marital and Family Therapy, 10,* 113–125. doi:10.1111/j.1752–0606.1984.tb00001.x

Tomm, K. (1984b). One perspective on the Milan Systemic Approach: Part II. Description of session format, interviewing style and interventions. *Journal of Marital and Family Therapy, 10,* 253–271. doi:10.1111/j.1752–0606.1984. tb00016.x

Tomm, K. (1986). On incorporating the therapist in a scientific theory of family therapy. *Journal of Marital and Family Therapy, 12,* 373–378. doi:10.1111/j.1752– 0606.1986.tb00669.x

Tomm, K. (1987a). Interventive interviewing: Part I. Strategizing as a fourth guide-line for the therapist. *Family Process, 26,* 3–13. doi:10.1111/j.1545–5300. 1987. 00003.x

Tomm, K. (1987b). Interventive interviewing: Part II. Reflexive questioning as a means to enable self–healing. *Family Process, 26,* 167–183. doi:10.1111/ j. 1545– 5300. 1987.00167.x

Tomm, K. (1988). Interventive interviewing: Part III. Intending to ask lineal, cir-cular, reflexive or strategic questions? *Family Process, 27,* 1–15. doi:10.1111/ j. 1545–5300.1988.00001.x

Tomm, K. (1989). Externalizing problems and internalizing personal agency.

Journal of Strategic & Systemic Therapies, 8, 16–22.

Turner, V. (1969). *The ritual process.* Ithaca, NY: Cornell University Press.

Turner, V. (1974). *Drama, fields and metaphor.* Ithaca, NY: Cornell University Press.

Turner, V. (1980). Social dramas and stories about them. *Critical Inquiry, 7*, 141–168.

Turner, V. (1981). Social dramas and stories about them. In W. J. T. Mitchell (Ed.), *On narrative* (pp. 137–164). Chicago, IL: University of Chicago Press.

Turner, V. (1986). *The anthropology of performance.* New York, NY: PAJ.

Tyler, S. (1986). *The unspeakable: Discourse, dialogue and rhetoric in the postmodern world.* Madison: University of Wisconsin Press.

Tyler, S. A. (1990). Eye of newt, toe of frog: Post–modernism and the context of theory in family therapy. In P. Keeney, B. B. Nolan, & W. Madsen(Eds.), *The systemic therapist.* St. Paul, MN: Systemic Therapy Press.

Vancouver Anti–Anorexia/Bulimia League. (1998). Editorial. *Revive Magazine.* Vancouver, British Columbia, Canada: Yaletown Family Therapy Publications.

Vromans, L. (2008). *Process and outcome of narrative therapy for major depressive disorder in adults: Narrative reflexivity, working alliance, and improved symptom and inter–personal outcomes.* Unpublished doctoral dissertation, Queensland University of Technology, Australia.

Vygotsky, L. S. (1978). *Mind in society.* Cambridge, MA: Harvard University Press.

Wade, A. (1996). Resistance knowledges: Therapy with aboriginal persons who have experienced violence. In P. H. Stephenson, S. J. Elliott, L. T. Foster, & J. Harris (Eds.), *A persistent spirit: Towards understanding aboriginal health in British Columbia* (pp. 167–206). Vancouver, British Columbia, Canada: University of British Columbia.

Wade, A. (1997). Small acts of living: Everyday resistance to violence and other forms of oppression. *Contemporary Family Therapy, 19*, 23–39. doi:10.1023/A: 1026154215299

Waldegrave, C. (1996). *Beyond impoverishing treatments of persons.* Keynote speech at the International Narrative Ideas and Therapeutic Practice Conference, Yaletown Family Therapy, Vancouver, British Columbia, Canada.

Waldegrave, C. T. (1990). Just therapy. *Dulwich Centre Newsletter, 1*, 5–46.

Watzlawick, P. (1984). *The invented reality.* New York, NY: Norton.

Weber, M., Davis, K., & McPhie, L. (2006). *Australian Social Work, 59*, 391–405.

Winslade, J., & Monk, G. (2007). *Narrative counseling in schools*. New York, NY: Norton.

White, M. (1979). Structural and strategic approaches to psychodynamic families. *Family Process, 18*, 303–314. doi:10.1111/j. 1545–5300.1979.00303.x

White, M. (1984). Pseudo–encopresis: From avalanche to victory, from vicious to virtuous cycles. *Family Systems Medicine, 2*, 150–160. doi: 10.1037/h0091651

White, M. (1986). Anorexia nervosa: A cybernetic perspective. In J. Elka–Harkaway (Ed.), *Eating disorders and family therapy* (pp. 67–73). New York, NY: Aspen.

White, M. (1987). Family therapy and schizophrenia: Addressing the "in–the–corner" lifestyle. *Dulwich Centre Newsletter* (spring), 14–21.

White, M. (1988). *Selected papers*. Adelaide, South Australia: Dulwich Centre Publications.

White, M. (1988/1989). *The externalizing of the problem and the re–authoring of lives and relationships. Dulwich Centre Newsletter* [Special issue], *Summer*, 3–20.

White, M. (1991). Deconstruction and therapy. In D. Epston & M. White (Eds.), *Experience, contradiction, narrative, and imagination: Selected papers of David Epston and Michael White, 1989–1991*. Adelaide, South Australia: Dulwich Centre Publications.

White, M. (1995a). Psychotic experience and discourse. In M. White (Ed.), *Re–authoring lives: Interviews and essays* (pp. 45–51). Adelaide, South Australia: Dulwich Centre Publications.

White, M. (1995b). Reflecting teamwork as definitional ceremony. In M. White (Ed.), *Re–authoring lives: Interviews and essays* (pp. 16–26). Adelaide, South Australia: Dulwich Centre Publications.

White, M. (1997). *Narratives of therapists' lives*. Adelaide, South Australia: Dulwich Centre Publications.

White, M. (1999). Reflecting teamwork as definitional ceremony revisited. *Gecko: A journal of deconstruction and narrative ideas in therapeutic practice, 1*, 55–82.

White, M. (2002). Addressing personal failure. *International Journal of Narrative Therapy and Community Work, 3*, 33–76.

White, M. (2004). *Narrative practice and exotic lives: Resurrecting diversity in everyday life*. Adelaide, South Australia: Dulwich Centre Publications.

White, M. (2005). Children, trauma and subordinate storyline development. *The International Journal of Narrative Therapy and Community Work, 3/4*, 10–22.

White, M. (2007). *Maps of narrative practice.* New York, NY: Norton.

White, M., & Epston, D. (1990). *Narrative means to therapeutic ends.* New York, NY: Norton.

Winslade, J. (2009). Tracing lines of flight: Implications of the work of Gilles Deleuze for narrative practice. *Family Process, 48,* 332–346. doi: 10.1111/j. 1545-5300.2009.01286.x

Winslade, J., Crocker, K., Epston, D., & Monk, G. (1996). *Narrative therapy practice: The archeology of hope.* San Francisco, CA: Jossey–Bass.

Wittgenstein, L. (1953). *Philosophical investigations* (D. E. Linge, Trans.). Berkeley: University of California Press.

Wittgenstein, L. (1960). *The blue and brown books.* New York, NY: Harper & Row.

Zur, O., & Nordmarken, N. (2007). *DSM: Diagnosing for money and power: Summary of the critique of the DSM.* Sonoma, CA: Zur Institute. Retrieved from http://www.zurinstitute.com/dsmcritique.html

丛书主编简介

乔恩·卡尔森（Jon Carlson），心理学博士、教育学博士，美国专业心理学委员会成员，他是一位杰出的心理学教授，在位于伊利诺伊州大学城的州长州立大学（Governors State University）从事心理咨询工作，同时，他也是一位就职于威斯康星州日内瓦湖的健康诊所（Wellness Clinic）的心理学家。卡尔森博士担任好几家期刊的编辑，其中包括《个体心理学杂志》（*Journal of Individual Psychology*）和《家庭杂志》（*The Family Journal*）。他获得了家庭心理学和阿德勒心理学的学位证书。他发表的论文有150多篇，出版的图书包括《幸福婚姻的10堂必修课》（*Time for a Better Marriage*）、《阿德勒的治疗》[1]（*Adlerian Therapy*）、《餐桌上的木乃伊》（*The Mummy at the Dining Room Tab*）、《失误的治疗》（*Bad Therapy*）、《改变我的来访者》（*The Client Who Changed Me*）、《圣灵让我们感动》（*Moved by the Spirit*）等40多部。他与一些重要的专业治疗师和教育者一起，创作了200多部专业录像和DVD。2004年，美国心理咨询学会称他是一个"活着的传说"。最近，他还与漫画家乔·马丁（Joe Martin）一起在多家报纸上同时

---

[1]《阿德勒的治疗》，2012年1月，重庆大学出版社。

刊登了忠告漫画（advice cartoon）《生命边缘》（*On The Edge*）。

　　马特·恩格拉-卡尔森（Matt Englar-Carlson），哲学博士，他是富乐顿市加利福尼亚州立大学（California State University）的心理咨询学副教授，同时也是位于澳大利亚阿米德尔市的新英格兰大学（University of New England）保健学院的兼职高级讲师。他是美国心理学会第51分会的会员。作为一名学者、教师和临床医生，恩格拉-卡尔森博士一直都是一位勇于创新的人，他在职业上一直充满激情地训练、教授临床医生更为有效地治疗其男性来访者。他的出版物达30多部，在国内和国际上发表了50多篇演讲，其中大多数的关注焦点都是男性和男性气质。恩格拉-卡尔森博士与人合著了《与男性共处一室：治疗改变案例集》（*In the Room with Men: A Casebook of Therapeutic Change*）和《问题男孩的心理咨询：专业指导手册》（*Counseling Troubled Boys: A Guidebook for Professionals*）。2007年，男性心理研究学会（Society for the Psychological Study of Men and Masculinity）提名他为年度最佳研究者。同时，他也是美国心理学会致力发展男性心理学实践指导方针工作小组的成员。作为一位临床医生，他在学校、社区、大学心理健康机构中对儿童、成人以及家庭进行了广泛的治疗。

鹿鸣心理（心理治疗丛书）书单

书　名	书　号	出版日期	定　价
《生涯咨询》	ISBN:9787562483014	2015年1月	36.00元
《人际关系疗法》	ISBN:9787562482291	2015年1月	29.00元
《情绪聚焦疗法》	ISBN:9787562482369	2015年1月	29.00元
《理性情绪行为疗法》	ISBN:9787562483021	2015年1月	29.00元
《精神分析与精神分析疗法》	ISBN:9787562486862	2015年1月	32.00元
《现实疗法》	ISBN:9787568901598	2016年10月	29.00元
《行为疗法》	ISBN:9787568900928	2016年10月	32.00元
《叙事疗法》	ISBN:9787568904438	2017年4月	46.00元
《认知疗法》	ISBN:待定	待定	待定
《接纳承诺疗法》	ISBN:待定	待定	待定

鹿鸣心理（心理咨询师系列）书单

书　名	书　号	出版日期	定　价
《接受与实现疗法：理论与实务》	ISBN:9787562460138	2011年6月	48.00元
《中小学短期心理咨询》	ISBN:9787562462965	2011年9月	37.00元
《叙事治疗实践地图》	ISBN:9787562462187	2011年9月	32.00元
《阿德勒的治疗：理论与实践》	ISBN:9787562463955	2012年1月	45.00元
《艺术治疗——绘画诠释：从美术进入孩子的心灵世界》	ISBN:9787562476122	2013年8月	46.00元
《游戏治疗》	ISBN:9787562476436	2013年8月	58.00元
《辩证行为疗法》	ISBN:9787562476429	2013年12月	38.00元
《躁郁症治疗手册》	ISBN:9787562478041	2013年12月	46.00元
《以人为中心心理咨询实践》（第4版）	ISBN:9787562486862	2015年1月	56.00元
《焦虑症和恐惧症——一种认知的观点》	ISBN:9787562491927	2015年8月	69.00元
《超越奇迹：焦点解决短期治疗》	ISBN:9787562491118	2015年9月	56.00元
《精神分析治愈之道》	ISBN:9787562491330	2016年3月	56.00元

请关注鹿鸣心理新浪微博：http://weibo.com/555wang，及时了解我们的出版动态。@鹿鸣心理。

图书在版编目（CIP）数据

叙事疗法／（加）斯蒂芬·麦迪根（Stephen Madigan）著；
刘建鸿，王锦译.—重庆：重庆大学出版社，2017.4（2023.1重印）
（心理咨询师系列，心理治疗丛书）
书名原文：Narrative Therapy
ISBN 978-7-5689-0443-8

Ⅰ.①叙… Ⅱ.①斯…②刘…③王… Ⅲ.①精神疗法
Ⅳ.①R749.055

中国版本图书馆CIP数据核字（2017）第041500号

叙事疗法
XuShi LiaoFa
［加］斯蒂芬·麦迪根（Stephen Madigan）　著
刘建鸿　王　锦　译

鹿鸣心理策划人：王　斌
责任编辑：杨　敬　许红梅
责任校对：刘志刚
责任印制：赵　晟

重庆大学出版社出版发行
出版人：饶帮华
社址：（401331）重庆市沙坪坝区大学城西路21号
网址：http://www.cqup.com.cn
重庆市正前方彩色印刷有限公司印刷

开本：890mm×1240mm　1/32　印张：8.875　字数：181千
2017年4月第1版　　2023年1月第3次印刷
ISBN 978-7-5689-0443-8　定价：46.00元

版贸核渝字（2013）第46号